"血糖値"の
名医が伝授

我慢せずに食べて痩せる

医師 玉谷実智夫

主婦と生活社

はじめに

「太るとわかっていても、つい食べ過ぎちゃう」
「食べる量を減らしたいのに、できない」
そして、体重計に乗って自己嫌悪……

この本は、そんなあなたのための本です。

- 食べたい気持ちを無理に我慢することなく
- 自然と食べる量が減って
- ストレスなく痩せていく

もしそんな方法があったら、いいですよね。


じつは、あるんです。

その決め手は、血糖値。

私が医師として、またアメリカで研究者生活を送った元科学者として、自信を持って言いたいのは、「血糖値を整えれば、我慢せずに痩せられる」ということ。


そもそも、私たちはなぜ、太るとわかっているのに、食べ過ぎてしまうのでしょうか。

それは「もっと食べたい！」という強い食欲を我慢できないから。

では、なぜ、我慢できないほどの強い食欲が生まれるのか。


次ページのグラフを見てください。

詳しくはのちほど説明しますが、これはつい食べ過ぎてしまう人の〝血糖値〟のグラフです。

血糖値とは、血液中のブドウ糖の濃度を表したもの。

食事をするとブドウ糖が腸から吸収されて血液に入るので、当然、血糖値は上がります。

ですが、太るとわかっていてもつい食べ過ぎてしまう人の多くは、下のグラフのように、食事をすると血糖値が正常範囲を超えて急上昇し、ある一定のところまでいくと、今度は真っ逆さまに急降下

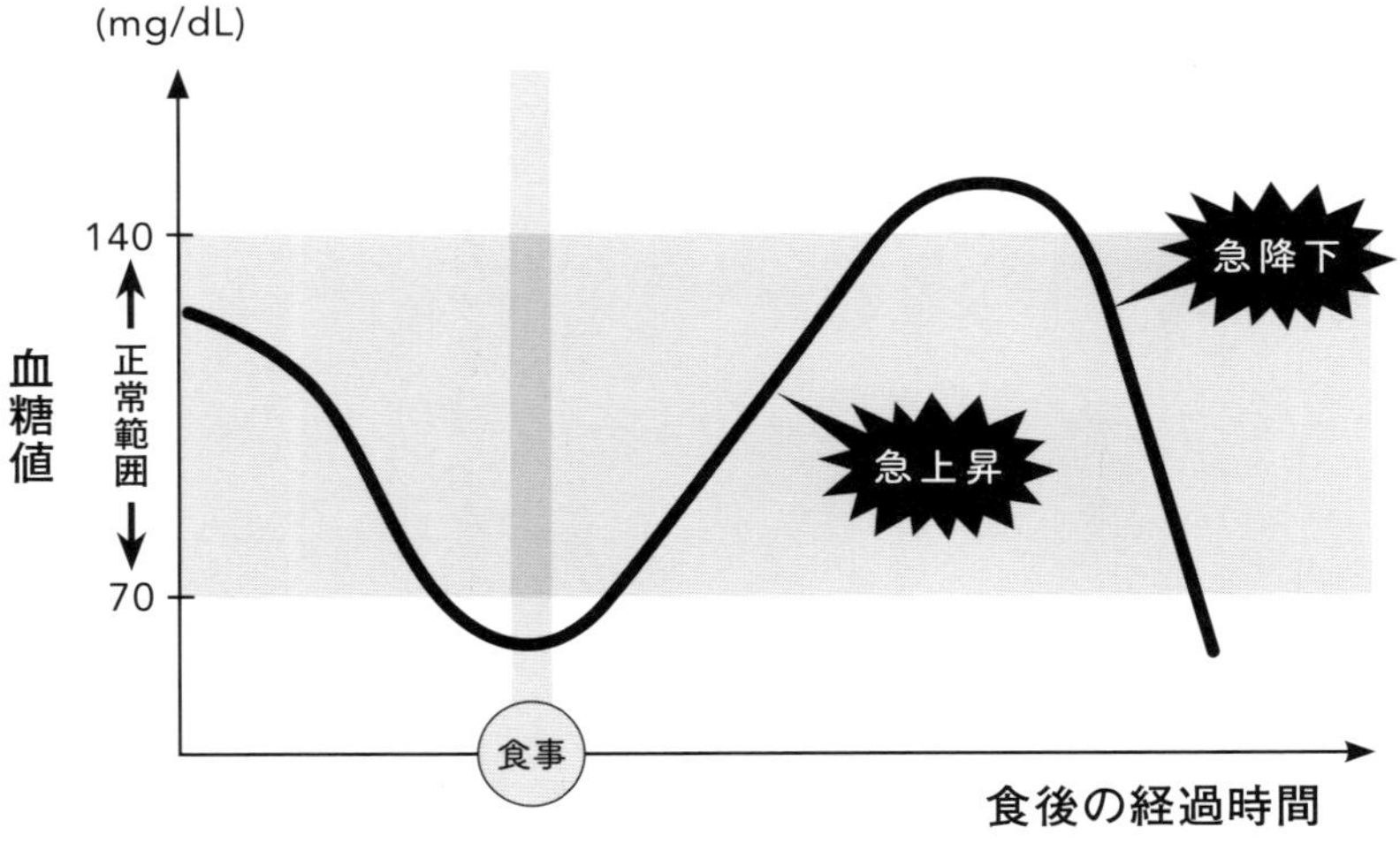

します。

じつは、このジェットコースターのような血糖値の乱高下、これこそが食べ過ぎを引き起こす犯人。

必要以上に食べ過ぎてしまう食欲は、血糖値の急上昇と急降下が引き起こしているのです。

逆に言えば、血糖値の変化がなだらかな人は、我慢できないほどの強い食欲が生まれることはありません。

つまり、血糖値をうまくコントロールして乱高下させないことが、食欲をコントロールして食べ過ぎを防ぐことにつながるのです。

食欲を我慢できないのは、あなたの意志が弱いからではなく、身体のしくみのせいとも言えるのです。

血糖値の乱高下が強い食欲を引き起こしているのですから、まずやることは、血糖値をコントロールすること。

その方法は、〝適切なおやつを食べること〟です。

おやつなんか食べたら体重が増えてしまうのではないかと思われがちですが、じつはそうではありません。

身体のしくみに逆らわず、むしろ、それをうまく利用すれば、勝手に痩せるように人間の身体はできているのです。

おやつを食べると、

- 血糖値の乱高下がなくなり
- それによって無用な食欲が抑えられ
- 食事の量も減って自然に痩せる

もちろん、おやつであればなんでもいいわけではありません。身体のしくみをサポートするために、何をどれくらい、どのタイミングで食べるかは大切な要素。第2章で詳しく紹介します。

また、おやつを食べれば朝昼晩の3食は何を食べてもいいということでもありません。血糖値を急上昇させない工夫は重要ですので、第4章もあわせてお読みいただければと思います。

でも、大丈夫。そんなに難しく考える必要はありません。

血糖値の乱高下さえなくなれば、無用な食欲から解放され、〝わかっているのに食べ過ぎちゃう〟からきっと卒業できます。

おやつを食べて〝痩せ体質〟を目指しましょう！

つい食べ過ぎて太ってしまう人は…

血糖値が乱高下している

食事で糖質を摂り過ぎて血液中のブドウ糖の濃度を示す
血糖値が急上昇し、その反動で急降下する

脳から強いメッセージが出る

血糖値が急降下して下がり過ぎると、命の危険もあるため、
脳から「大量の食事を急いで摂って！」という指令が出る

太るとわかっていてもつい食べ過ぎる

脳からの強い指令を無視することは難しく、気をつけていても
つい食べ過ぎてなかなか痩せることができない

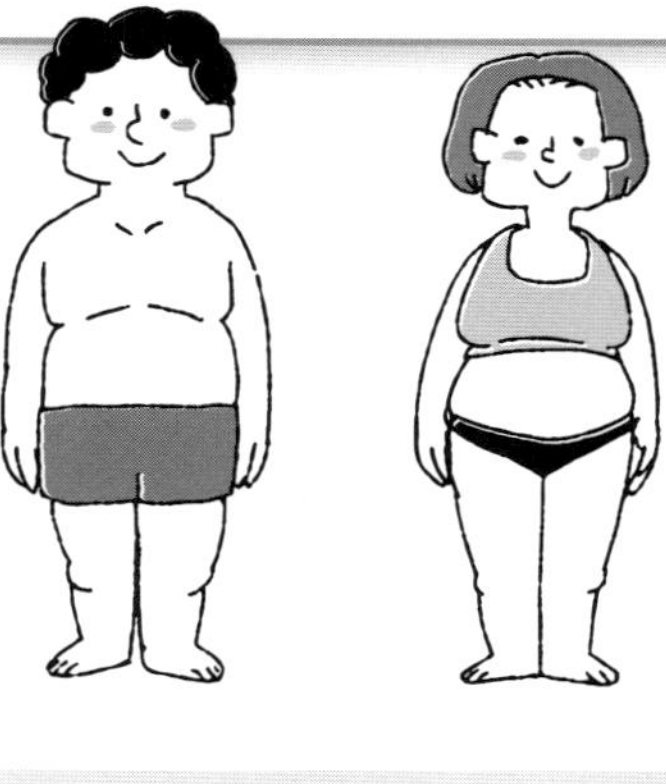

食べているのに痩せている人は…

適切なおやつを食べている

食事と食事の間に、糖質が多くても10グラム前後の
適切なおやつを食べる（おすすめのおやつはP34～40参照）

↓

血糖値が下がり過ぎない

おやつを食べると血糖値は必要以上には下がらず、脳から
強いメッセージが出ないため、必要以上の食欲が生まれない

↓

無理せず痩せられる

食事の量を減らさずに強い食欲を抑えることができるので、
空腹を我慢することなく、痩せることができる

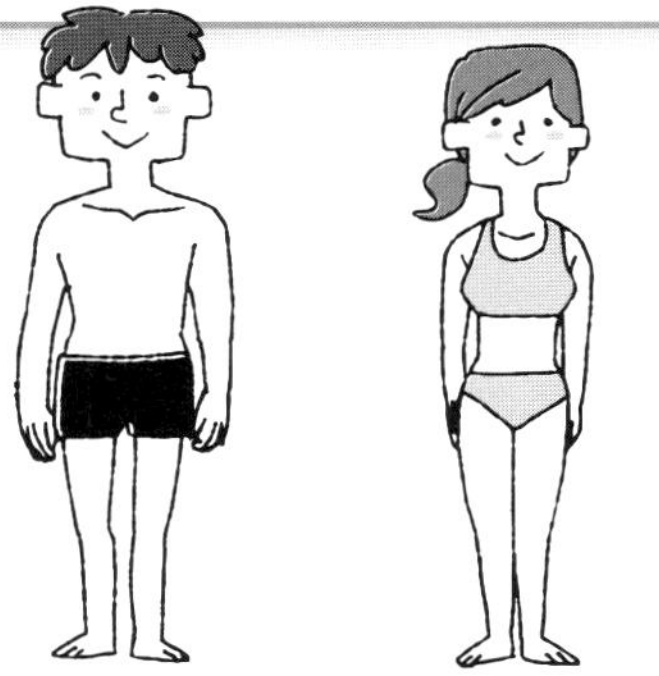

CONTENTS

CONTENTS

第3章 「私たち、間食で不調が改善しました」

CONTENTS

第1章

太る原因は血糖値の乱高下

太るとわかっているのについ食べ過ぎちゃう……
それは自分の意志が弱いからだと思っていませんか？
原因は意志ではなく血糖値にあるのです。
あまり知られていない新事実をお伝えします。

食欲が強くなるのは血糖値が急に下がったとき

「はじめに」でもお伝えしましたが、食べ過ぎて太る本当の原因は、血糖値の乱高下です。

それはなぜか？

じつはお腹がすくのは、胃が空っぽになることよりも、血糖値が下がることの影響のほうが大きいのです。

私たちは食事から糖質を摂ります。糖質はブドウ糖に分解されて血液中を流れ、細胞に取り込まれてエネルギーを生み出します。

そのためブドウ糖が不足すると、脳は「エネルギーが不足してきた」と判断します。それが続くと飢餓状態になってしまいますから、食事で糖質を摂るように指示を出します。それが〝食欲〟です。

物理的に胃の中が空になることで空腹を感じるのではなく、血液中の糖が足りなくなる、つまり血糖値が下がるからお腹がすくのです。

でも、食欲は誰でも沸きます。問題なのは、太るとわかっていても食べ過ぎてしまうほどの食欲です。

我慢できないほどお腹がすくのは、なぜなのでしょうか?

●脳から強いメッセージが出る

私たちは、ある程度は空腹を我慢できますが、脳がものすごく強い指示を出してくると、どうしても耐えられなくなり、食べ過ぎてしまいます。

脳が強い指示を出すのは〝血糖値が急に下がったとき〟です。

「エネルギーが急に減っている。これは大変だ。大量の食事を摂りなさい!」と、脳が大声を出しているイメージです。

血糖値が急に低くなるということは急激にエネルギー不足になっているため、意識を失うなど生死にも関わります。

ですから、その指示はとても強く、私たちが意志の力だけでそれに逆らうのには、そもそも無理があるのです。


では、急に血糖値が下がるのはどんなときでしょうか？


真っ先に思い浮かべるのは、空腹時でしょう。もちろん、食事で糖質を摂らなければ、血糖値は下がっていきます。

しかし人間の身体はよくできていて、そんなときに備えて筋肉や肝臓などにブドウ糖を保存しています。また、筋肉中のアミノ酸などをもとに、新たにブドウ糖をつくり出すこともできます。

ちょっと食事を抜いて空腹になったぐらいでは、健康な人の場合は血糖値はあまり下がらないのです。

糖質を摂ったあとが危ない

むしろ急降下するのは、意外に思われるかもしれませんが、〝糖質を摂り過ぎたあと〟です。

なぜなら、急に上がった血糖値は、急に下がるからです。

食事で糖質を摂り過ぎるとブドウ糖が血液中に溢れます。溢れたブドウ糖をそのままにしておくと血管が傷ついてしまうため、身体はすみやかに細胞に取り込んで減らそうとします。

しかし、あまりにも急に増えてしまうと、取り込むのが追いつきません。

そこで脳は「もっと頑張れ！」と強い指示を出します。すると、体内にはインスリンというブドウ糖を取り込むための物質が必要以上に多く分泌され、そのせいでブドウ糖が勢い余って取り込まれ過ぎて、血糖値が急に下がってしまうのです。

血糖値が急に下がるということは、脳から「たくさん食べて！」という強いメッセージが出るということ。

つまり、
・食事で糖質を摂り過ぎて血糖値が急上昇すると、血糖値が急に下がる
・急に下がると脳がエネルギー不足だと勘違いして、強い食欲が生じる
が組み合わさった結果、我慢できないほどお腹がすいて、太るとわかっていてもつい食べ過ぎてしまう事態になるのです。

●やっかいな悪循環になる

食べ過ぎの真犯人は血糖値の乱高下、というのは、こういう意味です。

この乱高下がやっかいなのは、いったん、この流れになってしまうと、なかなか止められないこと。

糖質を摂り過ぎると血糖値が急に上がり、その後、急に下がると脳から「食べろ」と指令が出て、するとまた糖質を摂り過ぎて血糖値が急に上がり……という悪循環になってしまうのです。

一時期、「血糖値スパイク」という言葉がテレビなどのメディアで使われ、話題になりました。

血糖値スパイクというのは、血糖値が食後の短時間だけ急上昇する症状のこと。その後は正常値に戻るため健康診断では「正常」なのですが、放置すると糖尿病のリスクが高くなると、当時、さかんに注意喚起されました。

もちろん、急上昇自体も問題ですが、本当に問題なのは、急上昇のあとの急降下、そしてその悪循環なのです。急上昇だけが問題なのではないのです。

では、どうやったら乱高下の悪循環を止められるのか。次のページから紹介したいと思います。

血糖値の波をゆるやかにすればいい

ここまで、糖質を摂り過ぎると血糖値が乱高下することを説明してきましたが、読者の中には、「じゃあ、単純に食事の量を減らして糖質の量を減らせばいいだろう。そうすれば血糖値も上がらないはず」と考える人もいるかと思います。

でも、それはお勧めできません。

なぜなら、より血糖値が乱高下しやすくなってしまう恐れがあるからです。

●食べる量を減らすのは……

食事の量を控えるということは、糖質が入ってこないため、血糖値が下がることになります。

血液中の糖質は脳や内臓などが働くための大事なエネルギー源ですので、身体は下がった血糖値を上げるホルモンの分泌を増やします。

そのホルモンが増えた状態で食事をして糖質が身体に入ってきたら、当然、普段よりも血糖値が急上昇しやすくなってしまいます。

また、食欲を我慢するということは、ストレスでもあります。

すると身体は、ストレスに対抗するためにコルチゾールというホルモンを分泌するのですが、このホルモンにも血糖値を上げる働きがあります。

つまり、この点でも、血糖値を上げようとしている状態で食事をすることになるわけです。

ほかにも、食事回数を減らすと、その分、1回の食事量が多くなる傾向があったり、空腹感によって急いで食べることで、血糖値が急上昇しやすくなったりします。

このように、食事の量や回数を控えると血糖値が急上昇しやすくなり、その結果、乱高下しやすくなります。そして我慢できないほどお腹がすき……という悪循環になってしまうのです。

〝おやつ〟が最良の解決策

では、どうすればこうした悪循環から抜け出せるのか。

ひとことで言えば、

「おやつによって血糖値をコントロールすること」が解決策になります。

左のグラフを見てください。

点線のグラフは「はじめに」でも紹介した〝つい食べ過ぎてしまう人〟の食後の血糖値のグラフですが、もう少し詳しく説明します。

私たちの身体には、常に一定の状態を維持しようとする働きがあります。これを

間食すると血糖値の波がゆるやかに！

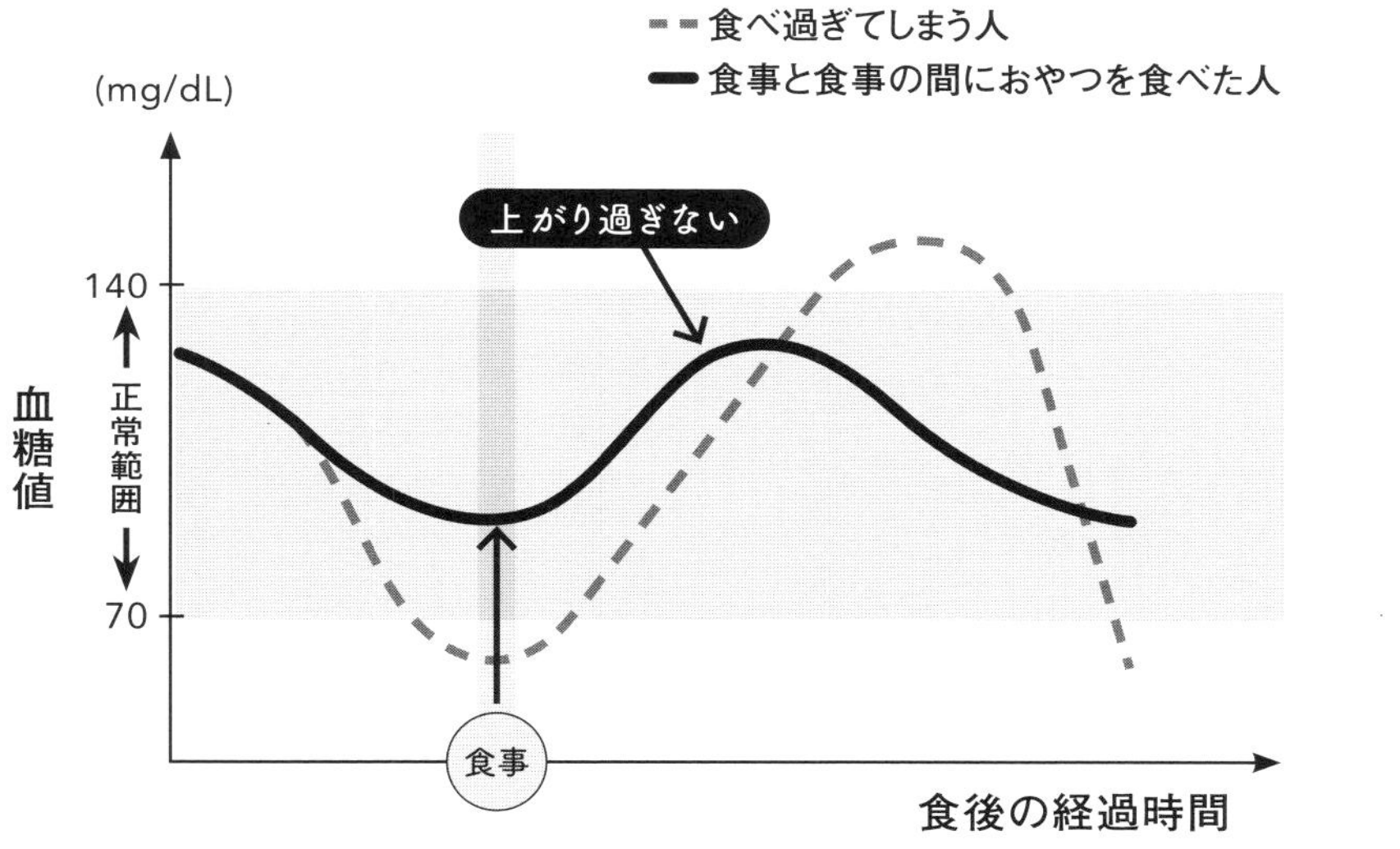

「恒常性」や「ホメオスタシス」と言います。

たとえば、寒いときは身体の表面を流れる血液の量を減らして、身体の熱が外に逃げていくのを防ぎ、逆に、暑いときは表面を流れる血液の量を増やして、熱が外に逃げやすいようにしています。

そのおかげで、体温は一定に保たれているわけですが、これが恒常性です。

血糖値も恒常性のおかげで、一定の幅に保たれています。

一定に保とうとするということは、極端な状態になれば、元に戻そうとする反動も大きくなるということ。

つまり、点線のグラフのように、食欲を我慢して血糖値の谷が深くなれば、身体はそれを取り戻そうと、その反動で血糖値の山がぐんと高くなるのです。

この乱高下が食べ過ぎを引き起こしているのでした。

であれば、血糖値の波をゆるやかにすればよいのです。

実線のグラフを見てください。

これは、食事と食事の間に糖質を含むおやつを食べた人のグラフです。

おやつを食べると下がっていた血糖値が少し戻るので、食事をするときに点線のグラフほど血糖値が下がり過ぎていません。そのため、反動が減って、食後の血糖値が急上昇しないのです。

そもそも、なぜ血糖値が上がるのかというと、食事で摂った糖質がブドウ糖として体内に吸収されるから。吸収されるとたしかに血糖値は上がりますが、インスリンというホルモンが分泌されてブドウ糖がエネルギー源として使われるため、通常は少し上がる程度です。

身体のしくみとしてそこまでたくさん上げる必要がないので、下がり過ぎの反動がなければ上がり過ぎることはないのです。

上がり過ぎなければ、その後に下がり過ぎることもありませんので、血糖値の波はゆるやかになります。


また、血糖値が下がり過ぎないということは、「エネルギーが足りない！　大量のご飯を食べて！」という脳からの強いメッセージも出ないということ。

血糖値の乱高下の悪循環から抜け出すことができるのです。


これが、本書で一番お伝えしたい〝おやつの効果〟です。

広く知られている「セカンドミール効果」

このことは、医学の世界では「セカンドミール効果」として知られています。

朝食を食べなかった人は、朝食を食べた人と比べて、昼食時に血糖値が大きく上がります。

食事をしていない人のほうが血糖値が上がるというのは、一見すると不思議な話ですが、朝食を食べないために血糖値が下がり、その反動で昼食後に大きく上がってしまうのです。

我慢せずに朝食を食べたほうが、むしろその後の血糖値の上昇がゆるやかになるという実験結果です。

「ミール」は英語で「食事」という意味。ファーストミール、つまり朝食が、セカンドミール（昼食）に影響を及ぼすということで、セカンドミール効果と呼ばれています。

糖尿病の患者さんに、朝食は抜かずに食べたほうがいいと指導することもあるほど、血糖値が下がり過ぎると急上昇することは、医療現場では〝常識〟なのです。

おやつにも同じことが言える

そして、このことは、朝食以外でも当てはまります。

昼食後におやつを食べれば、血糖値の下がり過ぎを防げるので、夕食後の上がり方がゆるやかになり、血糖値を安定させることができるのです。

また、夕食までの間に間食を摂ると、お腹がすいた状態で食欲を我慢することも減るということ。

血糖値を上げるストレスホルモンの分泌も少ないため、血糖値がより上がりにくくなるとも言えます。

一見すると逆効果にも思える、おやつを食べて血糖値をコントロールすることは、食べ過ぎず健康的に痩せるための、最良の解決策だということがおわかりいただけましたでしょうか。

ただ、おやつなら何でもいいわけではありません。
いったい、どんなおやつをいつ食べればいいのか。
次の章では具体的なおやつの食べ方について紹介していきます。

第2章

乱高下を防ぐ最良の方法

血糖値が乱高下さえしなければ、
無用な食欲は生まれないということ。
私が患者さんに紹介している
乱高下を防ぐためのいい方法をお教えします。

適切なおやつを食べて普段の食事で食べ過ぎ防止

おやつと聞いて、何をイメージするでしょうか。

一般的にはお菓子やチョコレート、あるいは、おせんべいやお団子などの甘いものを思い浮かべる人が多いと思います。

でも、そうしたイメージはいったん脇に置いておいてください。

おやつは別名、「間食」とも言うように、れっきとした「食事」の一種だからです。

なんとなく選ぶのではなく、それが自分の身体にどう影響するのか、ある程度知っておきたいものです。

何を食べるかだけでなく、どれくらい食べるか、いつ食べるかも、「食事」であれば無頓着ではいられません。

とはいえ、あまり肩に力を入れる必要はありません。おいしいものを適量、よいタイミングで楽しみながら食べていくのが、私がご提案するおやつのスタイルです。

次のページから、私が特におすすめする4つのおやつを紹介します。どれも、近所のスーパーマーケットで手に入る身近な食材ばかりで、作り方も簡単です。

もしこの中に嫌いでないものがあれば、ぜひ、ためしてみてください。

おやつとして食べる量はごく少量なのに、夕食でそれよりはるかに多くの量を減らしても、食欲が満たされるはずです。

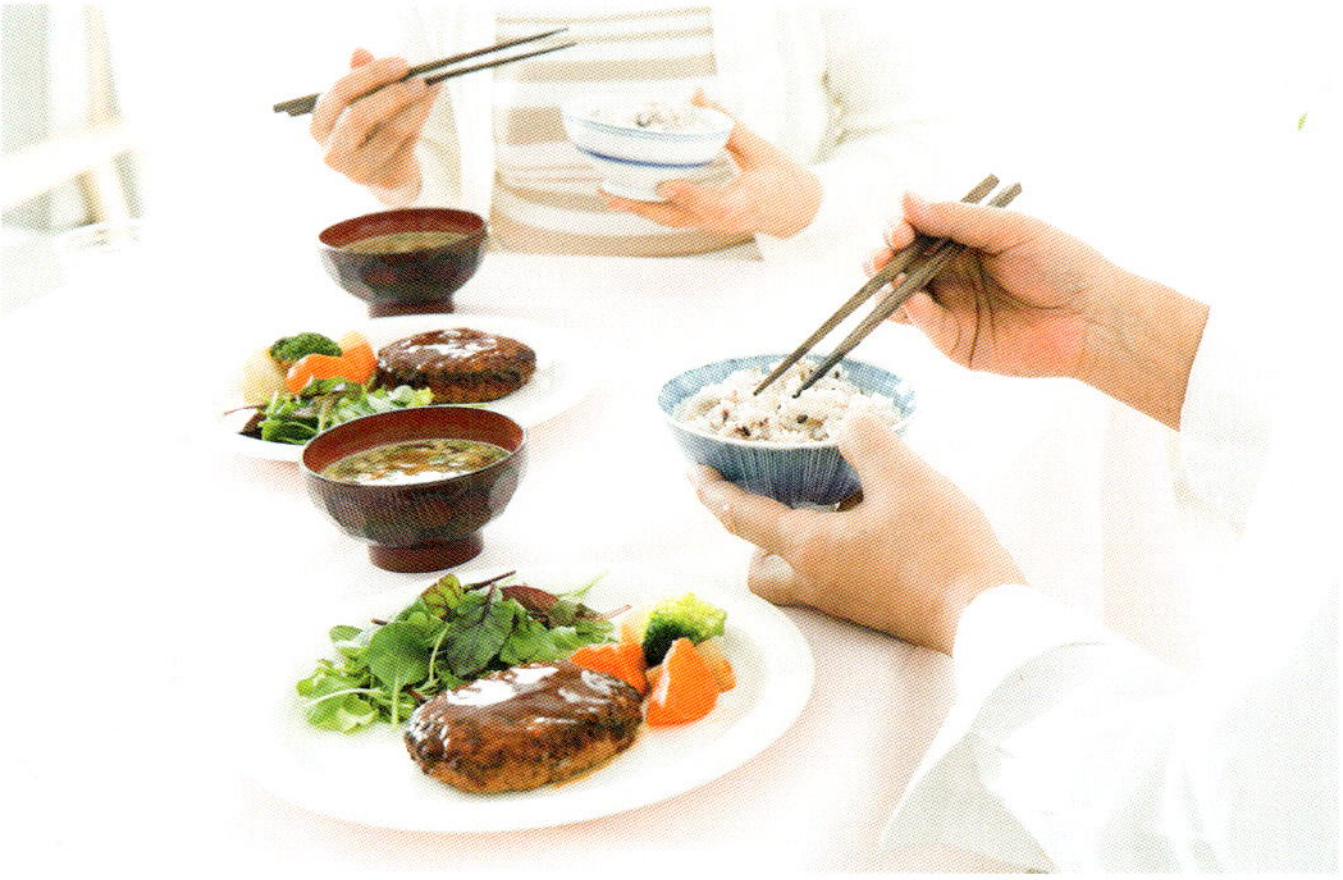

医師おすすめの
おやつ
1

食物繊維が血糖値上昇を防ぐ

キウイフルーツ

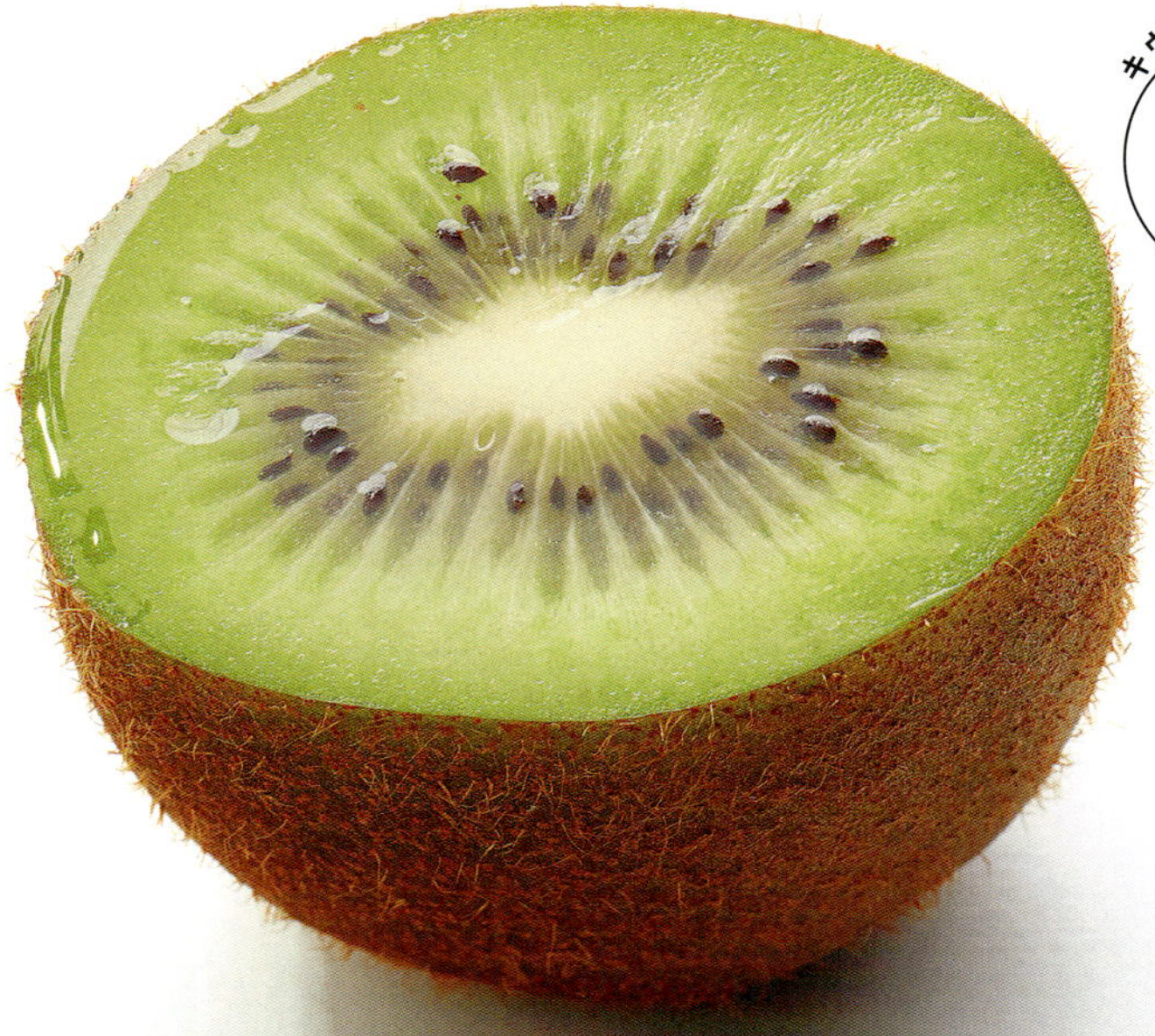

キウイ1個の栄養価
糖質
7.6g
エネルギー
36kcal

くだものは血糖値が上がるのでは、と思うかもしれませんが、くだものに含まれる糖質は比較的、血糖値を上げにくいので、適量であれば問題ありません。キウイなら1個食べても糖質はそんなに多くないのでおすすめです。よく洗って皮つきのまま食べれば食物繊維の量が増えてさらに効果大。本場ニュージーランドでは皮つきのまま食べる人も珍しくありません。

キウイは食物繊維が豊富

くだものの中でも特にキウイに多い食物繊維は、腸で糖の吸収を遅らせて血糖値の急な上昇を防いでくれます

面倒な皮むき不要

くだものは皮を包丁でむくのが面倒なもの。キウイは半分に切ってスプーンですくって食べると皮むきいらずでお手軽です

たまには
ひと手間かけて

キウイのティラミス風

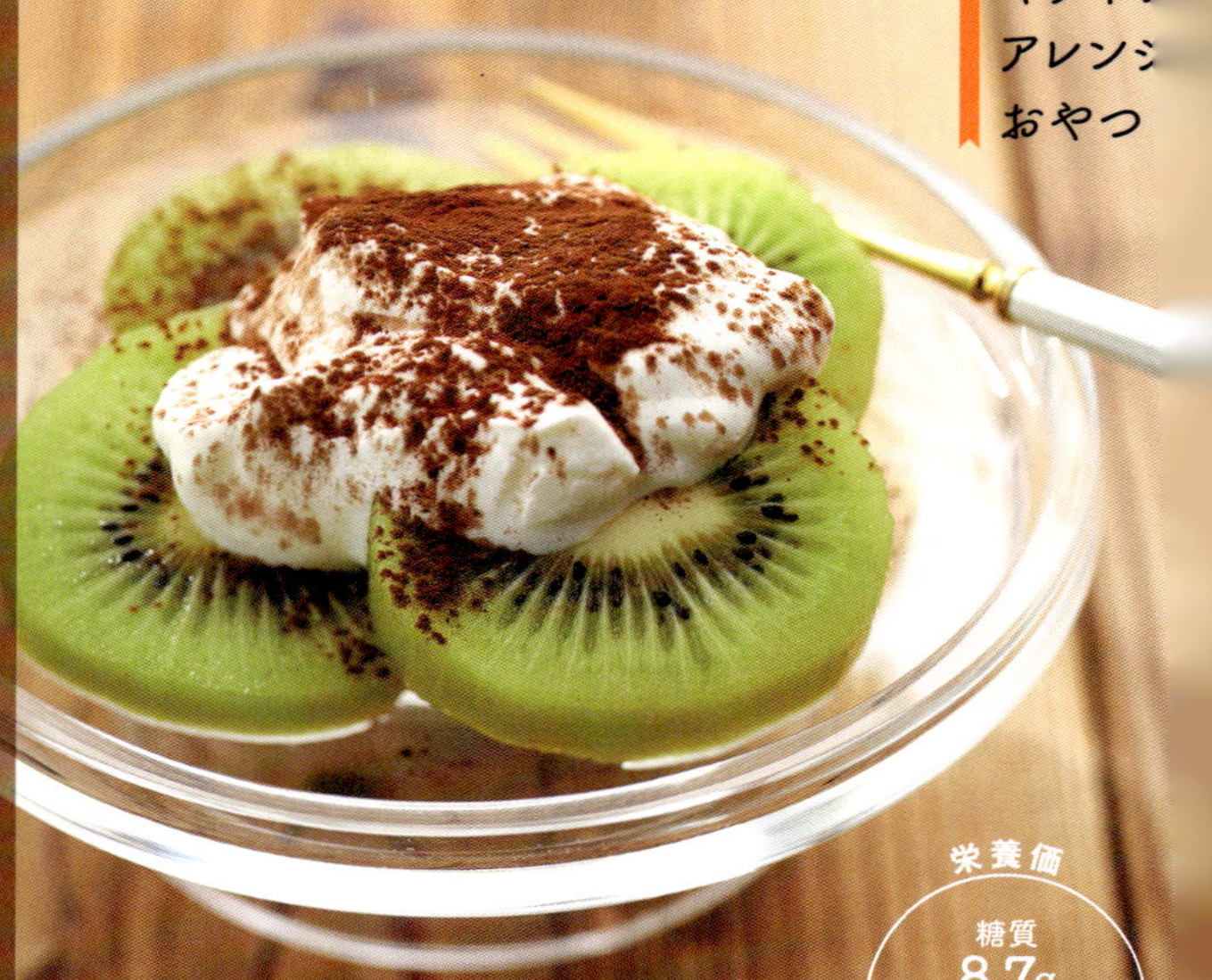

材料

キウイフルーツ（緑）
…1個
ギリシャヨーグルト
…30g
ココアパウダー
…適量

作り方

キウイを輪切りにして皿に並べ、ヨーグルトをのせてココアパウダーをかける。

ワンポイント　水切りされた濃厚な食感のギリシャヨーグルトがおすすめ！

栄養価
糖質 8.7g
エネルギー 66kcal

和菓子っぽい風味に変身

ごまきな粉かけキウイ

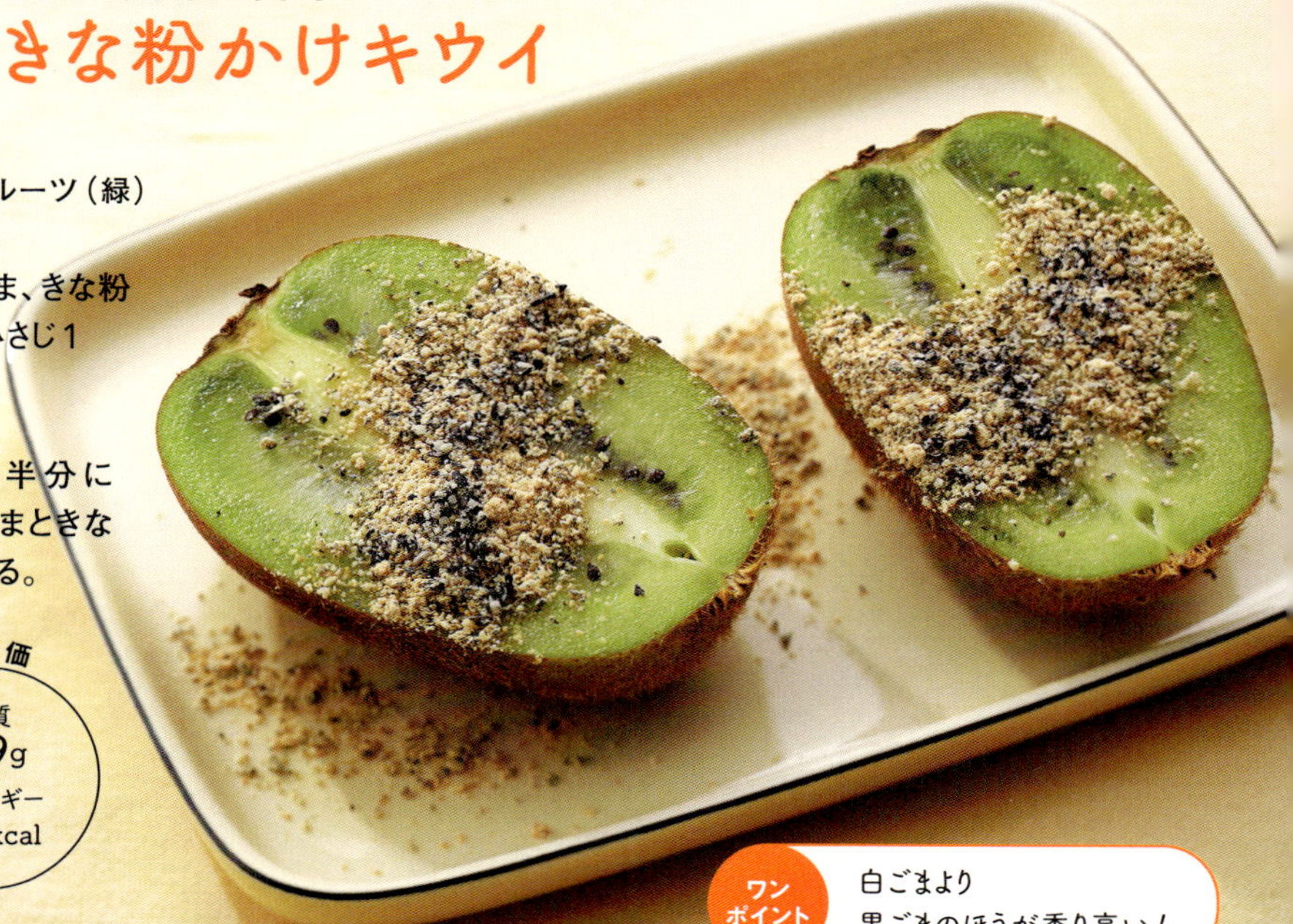

材料

キウイフルーツ（緑）
…1個
黒すりごま、きな粉
…各小さじ1

作り方

キウイを半分に切り、ごまときな粉をかける。

栄養価
糖質 7.9g
エネルギー 63kcal

ワンポイント　白ごまより黒ごまのほうが香り高い！

医師おすすめのおやつ 2

血糖値を少しだけ上げるのに最適

はちみつ生姜湯

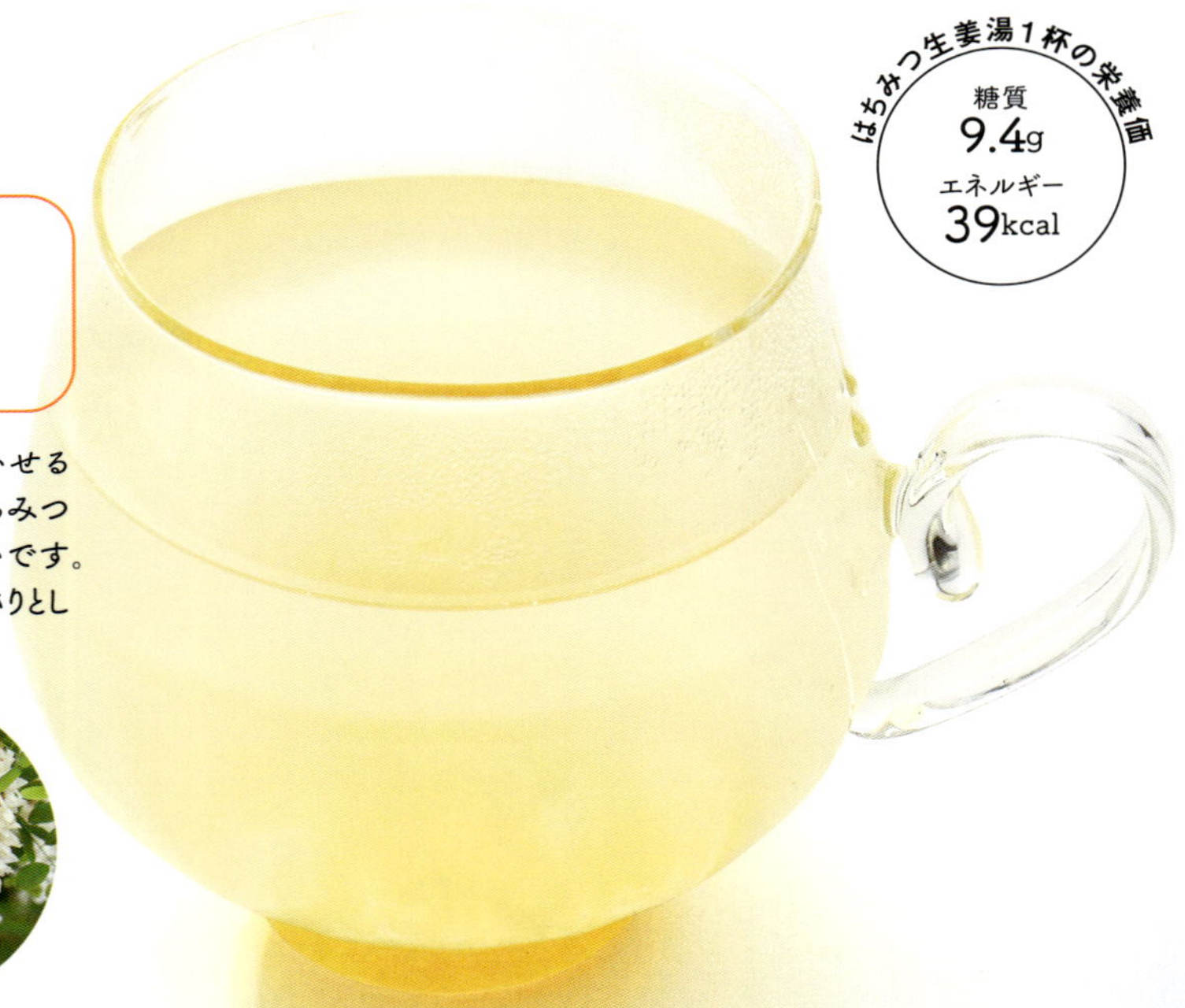

はちみつ生姜湯1杯の栄養価
糖質 9.4g
エネルギー 39kcal

はちみつはアカシアがおすすめ

初夏に白い花を咲かせるアカシアからとれるはちみつは果糖の割合が多いです。淡い透明色で、あっさりとした甘さが特徴

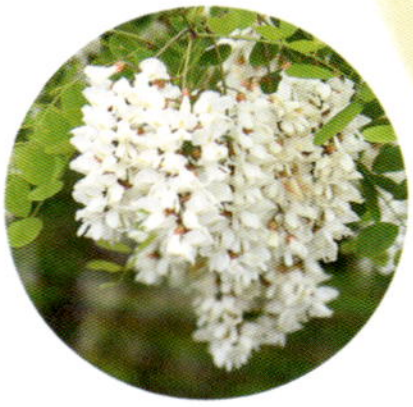

身体を温めて空腹感を減らす

生姜に含まれるショウガオールには身体を温める働きがあります。身体が温かくなると空腹も少し和らぎます

はちみつの主な成分は糖分で、全体の約80%を占めます。そのうちのほとんどは果糖とブドウ糖という2種類の糖で、多くのはちみつは、果糖の割合のほうが多いと言われています。果糖は糖質の中でも血糖値を上げにくいので、間食にぴったり。身体を温める生姜湯に少し垂らす程度がおすすめです。

材料（1杯分）

入れると
おいしい！

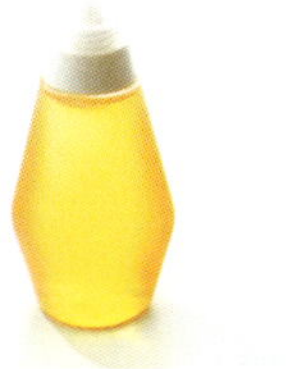

はちみつ
大さじ½

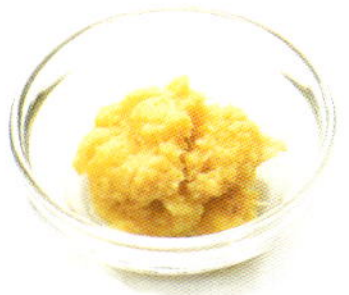

おろし生姜
小さじ1

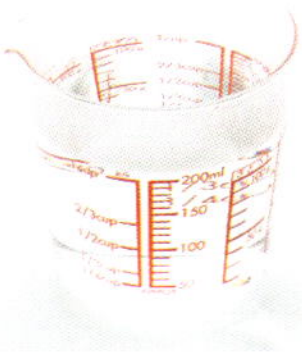

湯
200ml

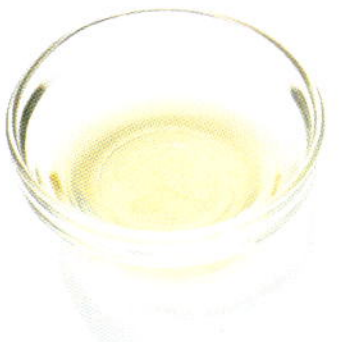

レモン果汁
小さじ1

作り方

①

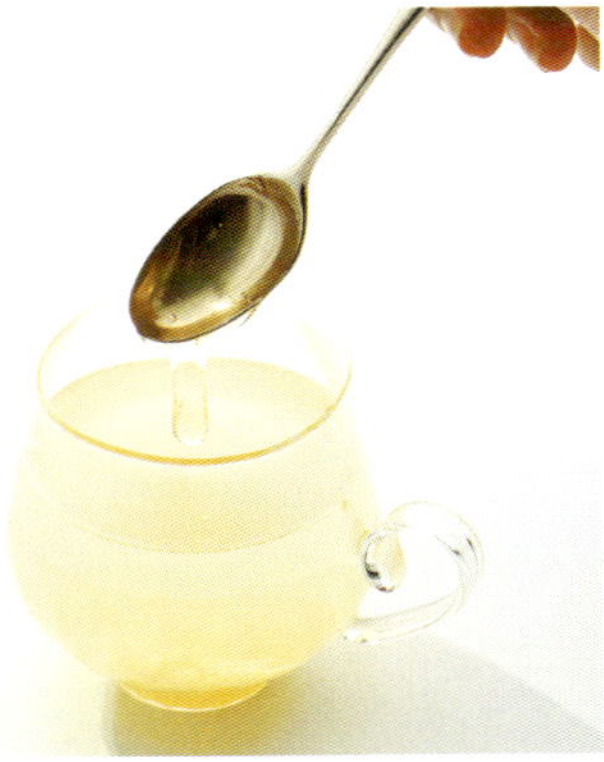

容器にはちみつ、生姜、レモン果汁を入れる。

②

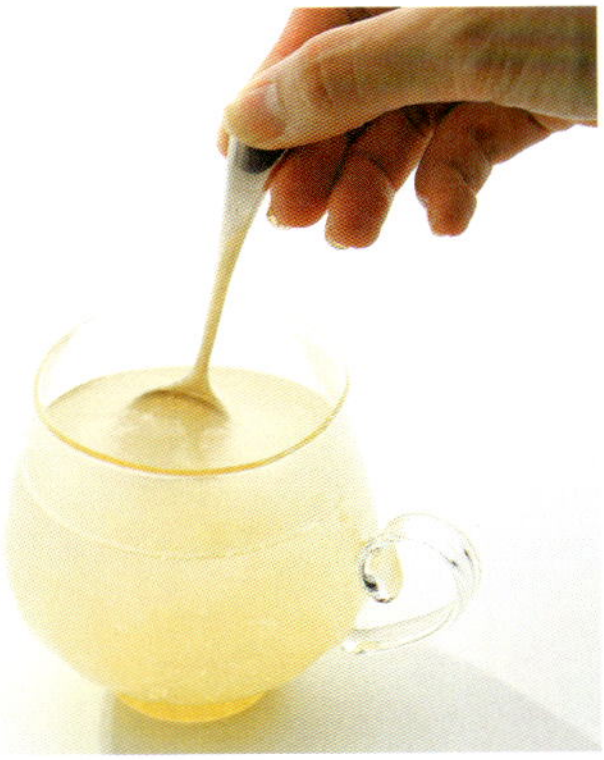

お湯を注ぎ、スプーンでかき混ぜる。レモン果汁はお好みで入れなくても。

アレンジワザ

甘い香りのシナモンで満足度アップ！

シナモンはちみつ生姜湯

作り方

はちみつ生姜湯にシナモンパウダーを適量かける。

栄養価
糖質
9.6g
エネルギー
39kcal

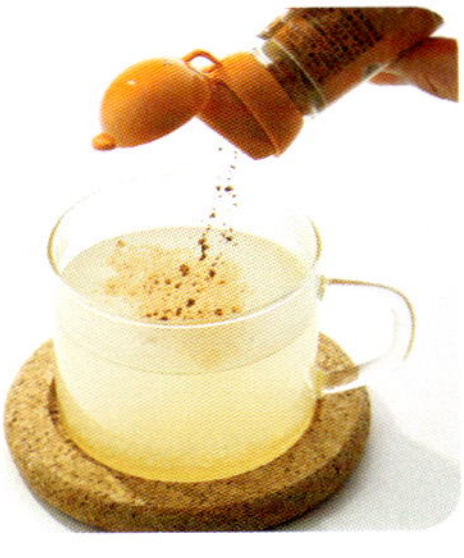

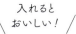

注意

乳児ボツリヌス症を発症することがあるため、はちみつを使った飲み物は、乳児には与えないでください。

医師おすすめのおやつ

3

日本の伝統食材も効果的

くず湯

くずというのは植物の一種で、その根っこを粉状にしたくず粉は「くずもち」や「くずきり」といった和菓子に使われます。くず湯はくず粉を溶かした飲み物のこと。寒い季節にはくず湯で温まるという人もいるかもしれません。くず粉はゆっくりと血糖値を上げてくれるので、おすすめの間食と言えます。

砂糖の量は加減して

くず粉だけをお湯に溶かすと少し苦味があって飲みづらい場合もあるので砂糖を入れて。ただし、砂糖は多くても小さじ1/3までに

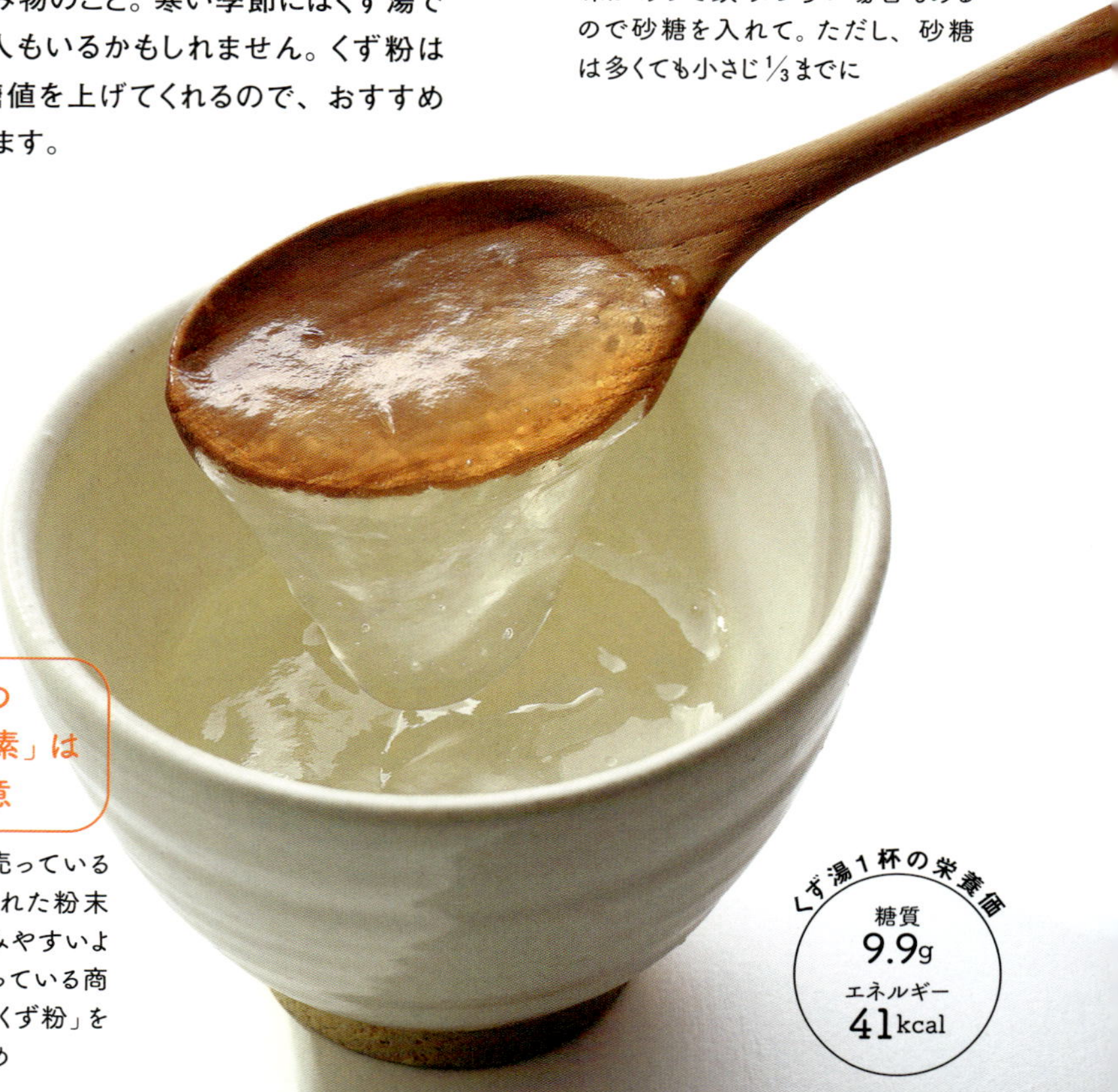

市販の「くず湯の素」は要注意

スーパーなどに売っている「くず湯」と書かれた粉末状のものは、飲みやすいよう砂糖が多く入っている商品も多いので、「くず粉」を買うのがおすすめ

くず湯1杯の栄養価
糖質
9.9g
エネルギー
41kcal

作り方（1杯分）

①

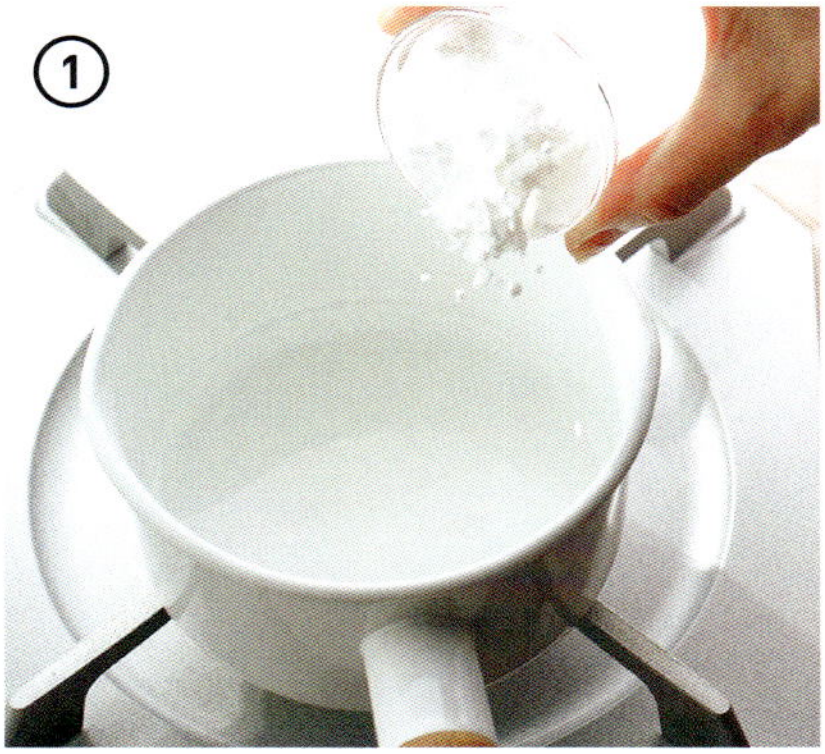

鍋にくず粉10グラム、砂糖小さじ1/3、水100mlを入れる。

②

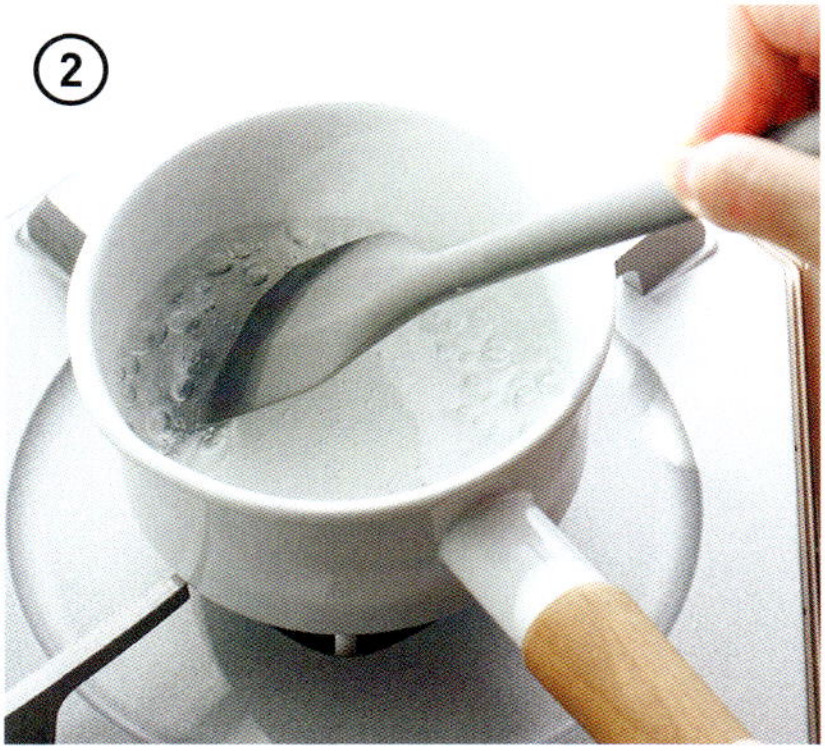

火をつける前によく溶かし、強火でたえず混ぜながら透明になるまで練る。

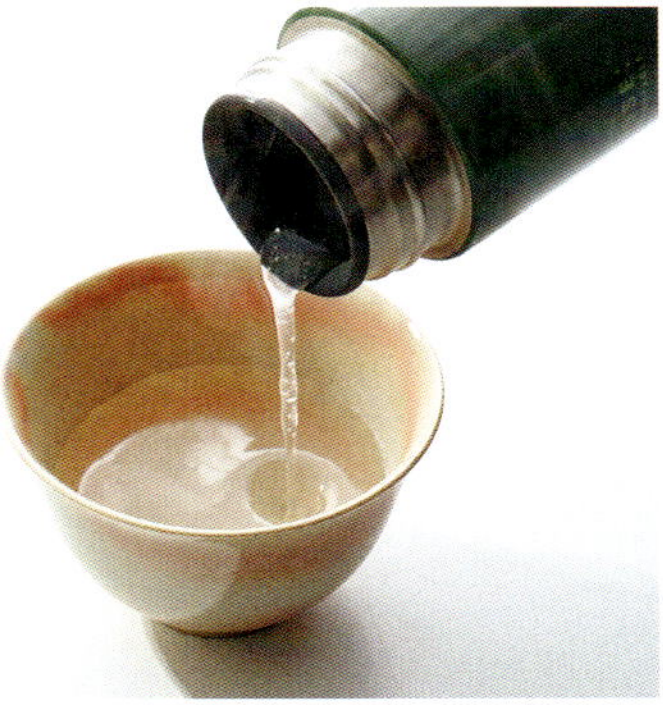

水筒に入れておくのもOK！

昼食と夕食の間隔が
大きく空いたときなどは、
くず湯を一度に多めに作って
水筒に入れておき、
何度かに分けて飲むのもおすすめ

くず湯Q＆A

Q 市販の「くず湯の素」でも砂糖の少ないものなら飲んでいい？

A 商品の袋に「栄養成分表示」が書かれていると思います。その中の炭水化物の数値を見ていただき、1杯分の計算で10グラムを上回っているものは避けたほうが無難です。

栄養成分表示（000g当たり）

熱量	0kcal
たんぱく質	0g
脂質	0g
炭水化物	0g
食塩相当量	0g

Q くず粉は「本くず」と書かれているものでないとダメ？

A くず粉として売られている商品の中には、くずではなく、さつまいも（甘藷）から作られたものもあるため、「本くず」と書かれているものを選ぶようにしてください。

医師おすすめのおやつ 4

カカオポリフェノールもうれしい

高カカオチョコレート

チョコレートの主原料はカカオ。カカオ分が70％以上のチョコレートを一般的に「高カカオチョコレート」または「ハイカカオチョコレート」と言います。普通のチョコレートよりも砂糖の割合が少ないため、血糖値が上がりにくいのが特徴。ただし、食べ過ぎれば糖質やカロリーがオーバーになるので、30グラムを目安に。

普通のチョコの倍以上

一般的なチョコレートのカカオは約30～40％。高カカオチョコは80％以上のものも売られているので、およそ倍以上のカカオが含まれていることに

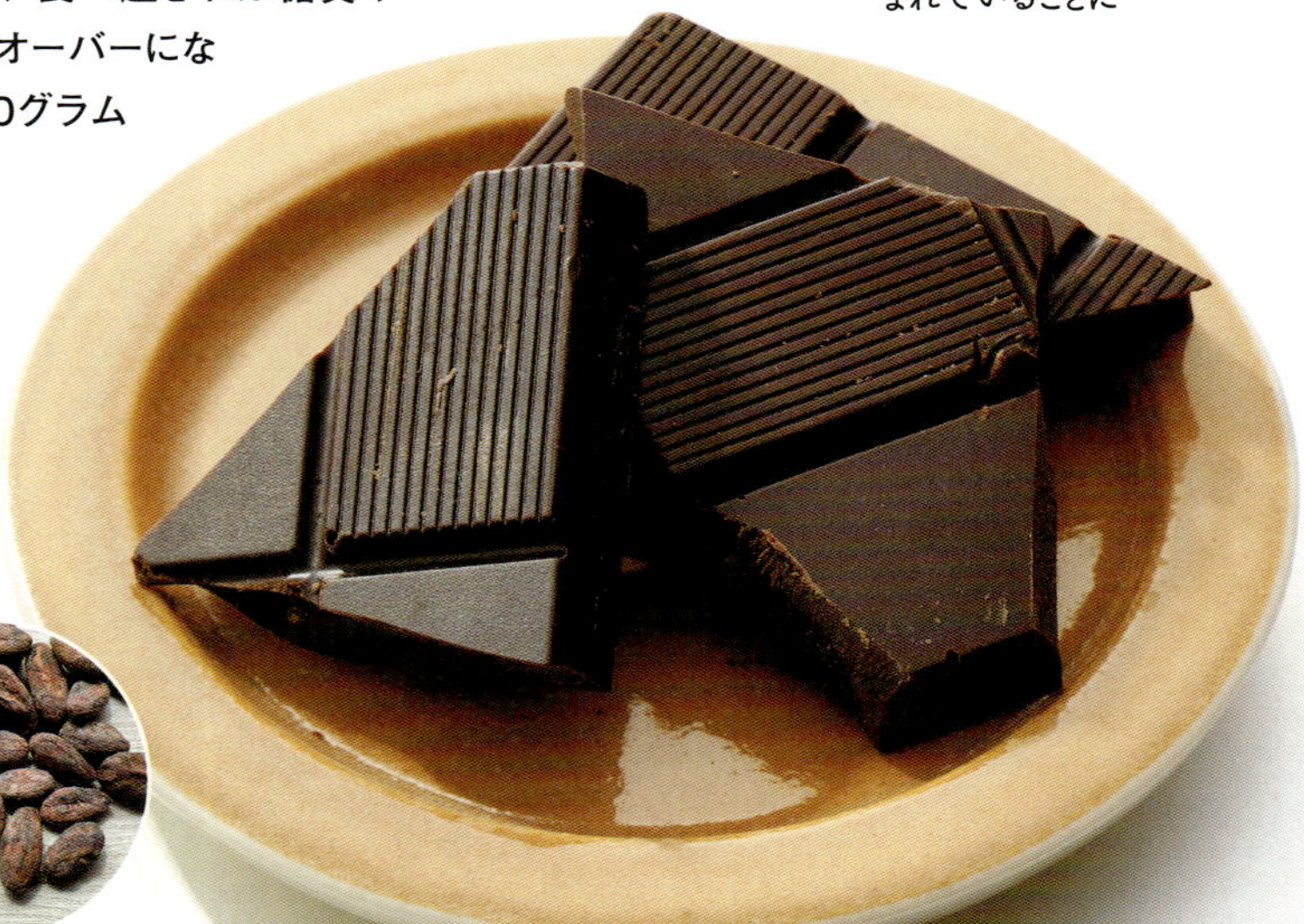

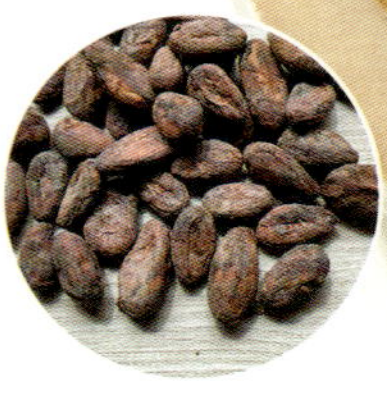

ポリフェノールもポイント

カカオ豆には、緑茶や赤ワインなどに含まれている健康成分「ポリフェノール」が多く含まれています。血管の老化を防ぐなど、うれしい効果があります

高カカオチョコ30gの栄養価
糖質 6.0g
エネルギー 174kcal

※カカオ分の％によって糖質量は多少異なります。詳しくは各商品の栄養成分表示をご確認ください。

おやつは「糖質の量」がもっとも重要

おやつの具体的な例を紹介しましたが、いかがでしょうか。

糖質の量や食べやすさ、手軽さを考えて、特にこの4つをご紹介しましたが、普段からおやつを食べている人は「自分が食べているものはダメなのか……」と思う人もいるかと思います。

そこで、おやつの選び方をご紹介したいと思います。

まず、最低限チェックしたいのが「糖質の量」。

というのも、血糖値を上げるのは、あらゆる栄養素の中で糖質だけだからです。

厳密に言えば血糖値を上げるのはブドウ糖で、フルーツやはちみつなどに含まれる果糖は直接には血糖値を上げません。

しかし「果糖だけ」の食べものはなく、必ずブドウ糖も含まれているものです。また、果糖を摂り過ぎると身体のたんぱく質と結びついて「糖化」という、別の問題が起きやすくなります。

そのため、果糖も含めた「糖質の量」が大事です。

おやつの糖質の量が多過ぎれば、当然、血糖値が急上昇してしまいますし、頻度が多過ぎれば、おやつで上がった血糖値が下がりきらないうちに次の食事を摂ることになります。

それではおやつのメリットが得られないだけでなく、逆効果になってしまいかねません。

そうならないためにも、おやつの適切な量とタイミングを知り、日々の生活で気をつけることが大切になってきます。

おやつに適した糖質の量は？

では、どれくらいの糖質の量が望ましいのでしょうか。

個人差が大きいので、一概に言いにくい部分がありますが、一般的に言えば、左になります。

- 糖質の量は１回あたり多くても10グラムくらいまで
- カロリーは２００キロカロリー以下に
- おいしくても〝おかわり〟はＮＧ

糖質は10グラムくらいに抑えたほうがいいでしょう。さきほど紹介した４つのおやつはどれも10グラムほど。

ただし、10グラムというのはあくまで一般的な目安ですので、日頃から血糖値が高めな方はもっと控えたほうがいい場合もあるでしょう。

逆に低血糖気味の方は、あえて多めに糖質を摂ることで、ホルモン分泌への負担が減って、血糖値が安定しやすくなることもあります。

また、糖質の種類によっても、血糖値の上がり方には個人差があります。小麦粉でできたものは急上昇する人が多いのですが、比較的上昇しにくいと言われるおそばで急上昇する人もいます。意外なところでは、チョコレートやアイスクリームは、原材料がしっかりしたものであれば、血糖値はあまり上がらないものも多いです。

このあたりは個人差が大きい部分もありますので、詳しく調べたい方は、かかりつけ医や糖尿病専門医にご相談ください。

おやつはいつ食べるのが一番効果的か

おやつを食べるタイミングは、じつは奥が深いです。詳しく見ていこうとすると、血糖値をリアルタイムに見ながら、体質などもふまえて調節していく必要が出てきます。

そのためこの本では、安全かつ簡単にタイミングが計りやすい「食間」に摂ることをおすすめしています。

食間とは、文字通り、食事と食事の間です。

朝食と昼食の間、昼食と夕食の間などで、食後約2～3時間程度が目安になります。

昼食をつい食べ過ぎてしまうことが多い人は朝食と昼食の間に、食べ過ぎるのは昼食より夕食だという人は、昼食と夕食の間におやつを食べるのをおすすめします。

なぜ2～3時間後かというと、身体が糖質を消化吸収するのに約2時間ほどかかるためです。

食事のあとにおやつを食べるのが早過ぎれば、前の糖質が残っていますから、血糖値が上がりやすくなります。逆に、おやつを食べるのが遅過ぎると、身体が血糖値を維持しようとして、血糖値を上げるホルモンを分泌してしまいますから、おやつを食べたときに血糖値が上がりやすい状態になっていることになります。

多くの人の場合、朝食から昼食の間より、昼食から夕食までの時間のほうが長いため、昼食後2～3時間程度でおやつを食べるケースが多いと思いますが、もし、夕食がなかなか摂れず遅くなりそうなら、間食を少し遅らせるか、場合によっては少量を2度に分けて摂るのもいいでしょう。

「食間」と言いつつも、前後の食事の時間のバランスを考えるのも大事なのです。

おやつで減らすべきは脂質よりも糖質

ちなみに、さきほど糖質だけが血糖値を上げるとお伝えしましたが、一番太りやすい栄養素も、糖質です。

意外に思われるかもしれませんが、脂質よりも太りやすいのが糖質です。

糖質はためておけるスペースが限られていますので、あまりためておけません。

では体外に排出されるかというと、排出もされません。主に中性脂肪に変換されて、身体に蓄積され続けることになります。

これは昔、糖質が貴重なエネルギー源だったためで、無駄なく使えるように身体が進化してきたからです。

ちなみに、脂質はあまり太りません。

昔は「脂質＝太る」というイメージがありましたが、それは近年の研究で過去のものとなりました。

その理由は、脂質は余れば身体に吸収されずに排出されやすいことがひとつ。また、脂質は、身体が大量に必要としています。身体に約37兆個もある細胞の細胞膜の材料だからです。日々細胞は新陳代謝をしていますから、そもそも余りにくいのです。

こうしたことからも、おやつでは脂質よりも糖質を控えたほうがよいのです。

第3章

「私たち、間食で不調が改善しました」

「おやつなんか食べて本当に少食になったり、
痩せたりできるもの……？」
そう思った人も少なくないのではないでしょうか。
実践した人たちのエピソードを紹介します。

食べ過ぎが減るなどした実際の患者さんを紹介

この章では、おやつ（間食）を食べた方の実例を紹介しましょう。

私のクリニックで医師や管理栄養士を始めとするスタッフたちが実際に行った、栄養食事指導が元になっています。

いずれの方々も血糖値の乱高下を防ぎつつ、無理なくスムーズに痩せることに成功していることが、おわかりになると思います。


実際のエピソードを知ることで、間食でどんな効果が具体的に出るものなのか、イメージする手助けになると思います。

また、モチベーションが落ちたときや、うまく効果が出ない時期などに読み返していただくのもおすすめです。

●「〝きなこ牛乳〟で血糖値の乱高下が収まりました」

阿部太郎さん（仮名、70歳）

最初に紹介するのは、阿部太郎さんです。

私の病院にいらした患者さんで、体重の増加や食後の血糖値の上がり過ぎを気にしていました。

ご本人もなんとか食事量を減らそうとするなど、これまでも日々の生活で努力はされてきたそうです。

ただ、どうしても気がゆるむと量が元に戻ってしまったり、口寂しくてつい何かを食べてしまうことも多いとのことで、なかなか上手くいかず悩まれていました。

そこで私のクリニックでは、阿部さんの好物である〝きなこ〟に注目。

つい食べ過ぎてしまうという朝食の前にきなこを牛乳やヨーグルトなどに混ぜて、摂ってもらうようにしました。

結果、半年後には血糖値が安定し、自然に体重も3キロ減らすことができました。ご本人によると、「身体も軽くなったように感じられ、心身ともにリフレッシュしました」とのこと。「健康的な生活を送ることができているので、感謝の気持ちでいっぱいです」と喜んでいました。

なぜこのような効果が得られたのか、ということですが、まず、好物なので無理なく続けやすかった、ということが大きいでしょう。継続は大事なポイントなので、第5章でも詳しくお伝えしています。

きなこは食材としても優秀です。
低カロリーで食物繊維も多く、たんぱく質も豊富。
食物繊維とたんぱく質はともに糖の吸収を抑え、血糖値の急上昇を抑える効果があります。余った糖質が中性脂肪に変わって蓄えられてしまうことも抑えられるのです。

また、たんぱく質には、食欲を抑える効果もありますので、自然とその後の食事の量も減らせることになります。

阿部さんは、このおやつ生活を、奥さんと一緒に行っていたことを教えてくれました。

「これからも妻とともに健康的な生活を続けていきたいと思います」という言葉をもらい、家族の健康と団らんにも一役買えたことをうれしく思いました。

「鮭と枝豆のおにぎりで体重が減りました」

中野春子さん（仮名、55歳）

次に紹介するのは、中野春子さんです。

血糖値が高いので下げたい、そして体重ももっと減らしたい、ということでご相談に見えました。

中野さんはもともと、食事を工夫する手間は惜しまない方だったのですが、ご家族の料理も作っていますので、自分だけ違うものを食べるわけにもいかず、悩んでいました。

そこで私のクリニックでは、〝玄米のおにぎり〟をおすすめしました。

おにぎりであれば、冷めてもおいしいので炊飯の手間も減らせますし、ご家族と違うお米にしても違和感が少ないためです。玄米に抵抗のない、食事に関する健康意識の高い人にはピッタリなのです。

おすすめの具材の中から、中野さんは玄米のおにぎりに、好物の鮭と枝豆を入れたものをチョイス。

玄米は白米に比べて血糖値の上昇がゆるやかになることに加えて、鮭も枝豆もたんぱく質が豊富。二重の効果で糖質の吸収をゆるやかにします。

また、鮭の脂質にはオメガ3系の脂肪酸が豊富に含まれており、血液をサラサラにする効果もうれしいところ。糖尿病は血管にダメージを与えてしまいますから、それを予防する意味でもポイントが高いです。

オメガ3は細胞膜の材料として炎症しにくい身体をつくってくれますので、健康的に痩せるための心強い味方になってくれます。

中野さんは3か月で体重が2キロ減るだけでなく、過去1～2か月の血糖値の目安となるＨｂＡ1ｃ（ヘモグロビンエーワンシー）も0・3改善。「最初は家族と違うものを食べることに戸惑いもありましたが、今では家族にも〝痩せたね〟と言われ、とてもうれしいです」とのことでした。

ちなみに、手間を惜しまない中野さんは、玄米おにぎりに加えて、こんにゃくステーキにもチャレンジしました。

こんにゃくには食物繊維であるグルコマンナンが含まれており、血糖値やコレステロール値を下げる効果があります。

弾力もありますから、咀嚼回数も増えて満足感が得やすく、結果的に食事の量を減らすことにもつながります。

おやつを食べるだけでなく、料理自体を楽しむことができれば「鬼に金棒」というよい例ですが、読者の皆さんの中には「そこまでできないよ」という人のほうが多いと思います。

まずは無理せず、第2章で紹介しているような手軽なおやつからためしてみてください。

●「おやつにはちみつ生姜湯を飲んで、体重が3キロ減りました」

山中瞳さん（仮名、65歳）

次に紹介するのは山中瞳さん。

今でこそ「鏡を見るたびにうれしい気持ちになります」と言う山中さんですが、かつては血糖値の目安であるＨｂＡ１ｃが９・０と、糖尿病かつ脂質異常症でもありました。

そんな山中さんの転機となったのは、昼ご飯と夕飯の間に、はちみつ入りの生姜湯を飲みはじめたこと。

私たちの身体は、温かいものを摂ると空腹が落ち着くようにできています。生姜に含まれる成分のショウガオールには身体を温める働きがあり、それを温かい飲み物として飲むことでさらなる効果が期待できるのです。

また、生姜はそのままでは飲みにくいこともありますので、少しはちみつを入れることで甘みが出て、おいしく飲めるようになります。

こうした効果を期待して、はちみつ生姜湯を選んでもらいました。

空腹が収まれば自然と糖質の量も減り、血糖値も安定してきます。

血糖値も順調に下がり、体重も3キロ減ってモチベーションが高まった山中さんは朝食でも工夫を始めました。

メニューにオートミールとヨーグルトを加えることにしたのです。

オートミールには食物繊維とミネラルが豊富に含まれており、ほかの炭水化物に比べて比較的、血糖値が上がりにくい食品。満腹感を犠牲にすることなく、血糖値の上昇をゆるやかにすることができます。

そうやってゆったり上がった血糖値は、ゆるやかに下がってくれます。順調に糖尿病も改善しつつある山中さんの血糖値のデータを調べてみると、たしかになだらかに変化していました。

最初はおやつとしてはちみつ生姜湯を楽しむだけだったのですが、だんだん楽しくなってきて、朝食も工夫を始めた山中さん。無理せずとにかく楽しむことが、おやつ生活では大切です。

●「こんにゃく粉入りシフォンケーキで、血糖値が整いました」

加藤千枝子さん（仮名、58歳）

手持ちぶさただと、つい何か食べたくなってしまうことがあります。加藤千枝子さんもそんなひとりでした。

息子さんの塾の帰りを待っている時間に、何かを口に入れないと落ち着かないので食べてしまう、という習慣がいつのまにかできていたそうです。

加藤さんは、健康診断での血糖値自体はそれほど高くない方でした。

しかし、私は「隠れ高血糖」になっている可能性を疑いました。というのも、HbA1cの数値がやや高かったためです。

「隠れ高血糖」というのは、食後に血糖値が大きく乱高下しているにもかかわらず、空腹時には元に戻っている、というもの。

ですので、空腹時血糖しか測っていないタイプの健康診断だと、医師でも見過ごしてしまうことが多いのです。

意外な指摘に驚いた加藤さんですが、気持ちを切り換えて、前向きにおやつ生活に取り組むことにしました。

もともとお菓子作りが好きだという彼女に選んでもらったのは、シフォンケーキ。

それもひと工夫加えて、こんにゃく粉を入れた自家製シフォンケーキです。

こんにゃくには食物繊維が多く、糖の吸収が抑えられて血糖の上昇がゆるやかになります。

またシフォンケーキに入れるとケーキのしっとり感が増しますので、味の面でもプラスです。身体によくておいしいのですから、いいことずくめです。

近年はこんにゃく特有のにおいを抑えるなど、工夫したこんにゃく粉の商品がいろいろ売られています。

おいしくお菓子を食べるだけで本当にいいのか、と最初は半信半疑だったという加藤さん。

しかし実際に始めてみると、「シフォンケーキを取り入れてから約3か月。HbA1cによい変化があったことには本当に驚きました。たったこれだけの期間でこんなに改善すると思っていませんでした」と、その効果に驚きを隠せない様子でした。

「血糖値を気にしながらも、私の趣味であるお菓子作りをこれまで以上に楽しむことができています」

という加藤さんが、楽しみながらさらに健康になっていく様子を見て、私もうれしい気持ちになります。

●「18時ごろに蒸しパンを食べることにしました」

本田渉さん（仮名、63歳）

仕事が終わるのが遅く、夕食を食べるのはいつも20時過ぎだったという本田渉さん。忙しいビジネスパーソンには珍しくないパターンですね。

ただ、よくあることだからといっても、身体へのダメージが少ないということではありません。

昼食から夕食までの時間が空いてしまうため、血糖値が下がります。すると身体は血糖値を上げるためのホルモン分泌を増やします。

加えてお腹がすいていますから、その分、食事の量も多くなりがちです。

つまり、血糖値が上がりやすい状態のところに、大量の糖質が入ることになります。

その結果、血糖値は急上昇してから急降下という状態になりやすいのです。

実際、本田さんの血糖値を測ってみたところ、夕食後の血糖値の上昇が大きいことがわかりました。

この生活習慣が続けば、やがて身体が疲弊して血糖値を上げることも下げることも難しくなっていき、糖尿病になってしまうのは明らかでした。


そこで、おやつです。

本田さんが選んだおやつは、蒸しパン。奥さんに協力していただき、会社でも食べやすいよう蒸しパンをいくつか作ってもらい、持ち運ぶことにしたのです。

忙しい方がおやつを選ぶポイントは、いつでも無理なく食べられること。

小さいサイズで小分けにしてあるので、場所を選ばずいつでも食べることができます。

また、飽きないように味にもバリエーションをつけました。

「枝豆、ナッツ、おからパウダーなど、いろいろな味の蒸しパンは飽きることなく、楽しみながら食べることができています」

と、本田さんもスムーズに新しい習慣を始めることができました。

蒸しパンを生活に取り入れたあと、すぐに血糖値に変化が現れました。血糖値の波がゆるやかになり、上下の幅も小さくなったのです。

「これまでの4か月間で、血糖値が安定してきたことは、このおやつの成果です。自分のためにも家族のためにも、楽しみながら続けていきたいと思います」

とおっしゃる本田さんの、今後の健康生活が楽しみです。

●好きなものを選んでストレス知らず

5人の方の実例、いかがでしたでしょうか。

メニューは人それぞれですが、うまくいった人には、共通するポイントがあることが、おわかりになったのではないでしょうか。

・好きなものを選び、楽しむことが第一。ストレスなく、自然とよい習慣を続けられます。

- 糖質が控えめで食物繊維が多いものは、血糖値を急に上げないためにもっとも重要なこと。
- 持ち運びができたり、出先や忙しいときでも食べられることも、継続のために大切です。

これらのポイントをふまえつつ、ぜひ、あなたならではの〝おやつ習慣〟を、楽しんでください。

第4章

おやつ以外の食事のポイント

ここまでおやつのことを説明してきましたが、
昼食や夕食などにも
気をつけたいポイントがあります。
この章では普段の食事についてお伝えします。

おやつ以外の食事でも糖質には要注意

適切な量とタイミングが大切なのは、普段の食事も同じです。パンやパスタ、ごはんなどの炭水化物には、糖質が多く含まれています。また、野菜の中でもじゃがいもやさつまいも、にんじんなどの根菜類は糖質が多めです。こうした食材の比率が高いと、せっかくおやつで血糖値をコントロールしようとしても、どうしても血糖値が乱高下しやすくなり、必要以上の食欲につながってしまいます。

おやつ以外の食事でも糖質を摂り過ぎないことは大事なのです。

糖質過多はさまざまな病気につながる

また、血糖値が乱高下することのデメリットは、食欲の増加にとどまりません。

・余った糖質は中性脂肪になって太る
・余った糖質が血管にダメージを与え、さまざまな病気の原因になる
といった弊害も起こってきます。

おいしいものを食べただけなのに、なぜこんな悩みがついて回るのでしょうか？


それは、こういう理由です。

大昔、糖質は貴重なものでした。農耕もない時代に見つかるのは、くだものくらいのものです。すぐに食べなければ腐りますし、ほかの動物に取られてしまいます。

そこで私たちは、たまに見つかる糖質を一気に食いだめして、余った糖質を脂肪として身体にため込み、後々もエネルギー源として活かせるように進化してきました。

甘いものを食べ過ぎて太るのは、生き残るために必要なことだったのです。


しかし現在は、状況がまったく違います。

糖質は保存がしやすくコストも安いため、私たちの食生活は過剰に糖質に取り囲まれており、日々必要以上に糖質を摂り過ぎています。

そんな環境でせっせと身体にため込んでしまうのですから、太ってしまうのは当た

り前のこと。だから悩みも尽きないのです。

また、余った糖質が血管にダメージを与えることは、よく知られています。血管は全身に張り巡らされていますから、何度も繰り返しダメージを与えていると、全身に悪影響が出てきます。

たとえば目の血管であれば、網膜症になり、失明の危険もあります。あるいは腎臓の血管であれば、機能が落ちて最終的には血液をろ過できなくなります。そうなれば、いったん身体の外に出してから戻すという、人工透析が必要になってきます。

ほかにも動脈硬化によって脳卒中や心臓病のリスクが増えたり、手足がしびれる神経障害になる可能性も高まってしまいます。

食事もおやつも、過剰は禁物。自分にあった量とタイミングを知ることが、効果を何倍にも高めてくれるのです。

糖質中心の食事が当たり前になると……

もちろん、たまには食べ過ぎることもあるでしょう。

私たちの身体は、多少のことならうまく調整する能力を持っていますが、怖いのは、糖質中心の食事が当たり前になってしまうことです。

なぜなら身体が疲弊してしまい、だんだん血糖値をコントロールすることが難しくなってくるからです。

ここで、血糖値が下がるしくみについてお話ししましょう。

血糖値を下げるポイントは、糖を細胞にうまく取り込めるかどうかにかかっています。

たとえて言うなら細胞の表面にはドアがあって、そこに〝鍵〟が刺さるとドアが開いて糖が中に入れる、というイメージです。

そしてその〝鍵〟の役割を果たすのが、インスリンというホルモンです。

だからインスリンがうまく働いてくれれば、血液中の糖はすみやかに細胞に取りこまれ、血糖値はスムーズに下がります。

逆にインスリンがうまく働けなければ、糖が余って血糖値が上がり、なかなか下がらないことになります。

血糖値の乱高下を繰り返していると、インスリンがうまく働けなくなってきます。膵臓が疲弊して分泌が減りますし、細胞のドアも開きにくくなります。

こうなってしまうと常に血糖値が高い状態になり、少しの糖質でも急上昇しやすくなってしまいます。

この状態が慢性化することを、「糖尿病」と言います。

そうならないためにも、普段から糖質の摂り過ぎに注意する必要があるのです。

1日の糖質量の目安は70～130グラム

血糖値を整えるには、1日に摂る糖質の「量」を大まかにでもいいので、意識することから始めましょう。
具体的には、「1日約70～130グラム」が、目安になります。

ざっくり言えば、パンやパスタ、ごはんなどの炭水化物は、その重量の約3分の1が糖質です。
ですので、食パン1枚が約60グラムだとすると20～25グラム程度、白米1杯150グラムほどでは約50～55グラムほどが糖質ということになります。

つまり、糖質を1日130グラムまでに抑えようとすると、朝、昼、晩と3食、白米を1杯ずつ食べると50グラム×3食＝150グラムになるので、多いということになります。

軽めの1杯（100グラム）なら糖質は35グラムほどですので、ほかの食材の糖質量をきちんと注意すれば大丈夫。朝、昼、晩の糖質量を控えめにし、おやつを含めて130グラム以内に抑えることを意識すれば、血糖値も体重もコントロールできるようになるでしょう。

普段から食品のパッケージの裏面を見たり、重さを量るなどして、糖質の量を意識してほしいと思います。

●GI値も意識しよう

糖質の量はもちろん大事ですが、量だけでなく、その「質」も気にかけたいところです。

たとえば、血糖値の上がりやすさを示す「GI値」というものがあります。

食材に含まれる糖質の量が同じであっても、糖質の種類や、その食材に含まれている糖質以外のものによって糖質の消化・吸収の速さが異なるため、ＧＩ値は変わってきます。

果糖のように血糖値を上げにくい糖質が多く含まれていたり、糖質だけでなく食物繊維も含まれていると、血糖値の上がりやすさを示すＧＩ値は低くなります。

基準となるブドウ糖を１００として、それと比べてどの程度、血糖値を上げやすいかを示しているのがＧＩ値です。

たとえば、身近な食材では、おおよそ次のような数字になっています。

- 食パン…約89
- 白米…約75
- うどん…約62
- 中華麺…約57
- パスタ…約49
- そば…約46

右のＧＩ値を見ると、食パンや白米が要注意な食材だとわかるので、昼にパンの食事をしたなら夜はおそばにする、といった心がけで、血糖値が急上昇する機会を減らすことができるのです。

食べる順番でも、血糖値は変わる

食べる順番でも、血糖値を整えることができます。
どうするかというと、「糖質を最後に食べる」だけでＯＫです。

食物繊維やたんぱく質が豊富な食材を先に食べて、糖質を含む主食を最後に食べるということ。

野菜に多く含まれる食物繊維は腸で糖の吸収を遅らせて、食後の急激な血糖値の上昇を防いでくれるので、血糖値を上げないための〝食べ順〟はよく「ベジファーストト」や「野菜先食べ」と呼ばれます。

その名前から、野菜を最初に食べることが推奨されているように思われますが、別に野菜でなくともかまいません。

要は糖質が身体に入ったとき、その吸収を遅くできるかどうかですので、肉や魚などのたんぱく質を先に食べることでも血糖値の上昇を抑えることができます。むしろ高齢の方や小食の方は、たんぱく質から先に食べたほうが、満腹になる前に大切な栄養素を確保できる、というメリットがありますので、覚えておいて損はないと思います。

なお、ここで注意点が。いくら食べる順番に気をつけていても、早食いはよくありません。

糖質を食べる順番さえ最後にすればいいと思い、たとえば生姜焼き定食の付け合わせのキャベツの千切りを最初に一気に食べて、次に豚肉をたいらげて最後に白米をかきこむ人がいますが、それでは効果は減ってしまいます。

身体にしてみれば、結局すぐに糖質が身体に入ってくることになるからです。

そうならないためにも、目安としては食事を開始してから糖質を摂るまでに5分以上、できれば10分ほどかけるようにしましょう。

そう考えると、さきほどの生姜焼き定食なら、付け合わせのキャベツだけでなく、もう1品、副菜を追加するのがいいのかもしれませんね。

また、食べ過ぎを防ぐためには、よく噛んで食事をすることも大切です。よく噛むと口の中の刺激が脳に伝わり、「神経ヒスタミン」という物質が分泌されます。この物質が満腹中枢を刺激するため、食欲を抑えることができるのです。

どうしても食欲を抑えられないときは

頭でわかっていても、どうしてもたくさん食べたいときもあるでしょう。

そんなときは、我慢は禁物。

我慢しているとその反動でドカ食いしてしまうかもしれませんし、ストレスを感じていては、生活習慣として根付きにくいためです。


そういうときは、食事の量ではなく、内容を変えましょう。

糖質をたくさん摂るのではなく、たんぱく質に置き換えます。たとえば、肉や魚などのメインおかずを1品か2品、増やすのです。

肉や魚、豆類などのたんぱく質であれば満腹感を得やすいですし、その後も食欲を抑える効果が期待できます。

これは別名「満腹ホルモン」とも呼ばれる、CCK（コレシストキニン）というホルモンの分泌が増えるためです。

たくさん食べたいときは、肉や魚の量を増やすことをまず考えてみてください。

ただ、そうはいっても、麺類や白米といった糖質をがっつり食べたいときもありますよね？


もし、糖質が摂りたくてたまらないというときは、これまで紹介した合わせ技でしのぎましょう。

糖質は、たとえばそばなど、先にお伝えしたGI値の低いものを選びつつ、できるだけそれより先に肉や魚などのたんぱく質の多いものを食べるのです。

また、できるだけゆっくりと5分以上かけて食べてください。そうすれば、多少糖質を多く摂っても急上昇を防ぐことが可能です。

よい習慣を根付かせるためには、無理は禁物。

もしものときに備えて、知識と工夫で乗り切っていきましょう。

第5章

健康法を
成功させる
最大のコツ

どれだけ優れた健康法でも、
続かなければまったく意味はありません。
おやつ習慣で少食ライフを実現させるための
コツを紹介します。

無理をしない、我慢しない、自分を責めない

情報が溢れる昨今、世の中には役立つ健康法も溢れています。

本でも雑誌でも、あるいはテレビでもＷｅｂでも、健康情報を目にしない日はないと言っても過言ではないでしょう。

しかし病気に悩む人は依然として多く、健康不安に悩む人はむしろ増えているのが実情です。


なぜこのような矛盾が生まれるのでしょうか。

その理由は案外単純で、「続かないから」というのが、医師としてのべ10万人の方々を診察してきた私の実感です。

健康によい生活習慣をためしてみたものの、

「ついサボって、いつのまにか中断していました」

という方のなんと多いことでしょう。

人間の身体は、食事や運動といった長年の習慣によってつくられています。ですので、それを変えようとするならば、ある程度の時間がかかります。よい情報がいくら多くとも、続かなければ効果は得られません。「継続」こそが、健康のキーポイントなのです。

続けられない原因はストレス

身体によいことなのですから、本来であれば誰もが続けたいのが人情です。でもそれができないのには、ちゃんとした理由があります。

それは、「将来の健康を求める気持ちよりも、今のストレスのほうが上回ってしまう」からです。

人の心は先のことよりも、今のことを大きく評価するもの。

どれだけやる気に満ちあふれていたとしても、ストレスを感じながらやみくもに頑張り続けるのでは、続かないのも無理はありません。

いずれ意欲とストレスが逆転してしまい、中断してしまう可能性が高いでしょう。


この考え方は「おやつ」にも当てはまります。

たとえば、

「あまり好きではないけど、これを食べなければ」

といったストレスを感じるようなら、長続きしません。

メニュー選びでは、「食べるのが、ちょっと楽しみ」くらいが望ましいでしょう。


ただし、「もっともっと食べたいけど我慢して控えよう」といった〝中毒〟になってしまうような大好物を毎日食べるのは避けたいもの。それでは我慢するストレスが生まれてしまいます。

やはり〝ちょっと楽しみ〟くらいの感覚が、ストレスを避け、長続きすることにつながるでしょう。

●自分を責めるのも禁物

なにごとにも波がありますが、健康も同様です。時にはついおやつを食べ過ぎてしまうこともあるでしょう。食事で糖質を摂り過ぎたり、暴飲暴食をしてしまうことだってあるかもしれません。

そんなとき、つい自分を責めてしまいがちですが、それはできるだけ避けるようにしてください。

なぜなら、次章でもお伝えしますが、自分を責めるとストレスに対抗してホルモンが分泌されるのですが、それは血糖値を上げるホルモンでもあるからです。ストレスで疲弊すればするほど、血糖値を上げる機能も下がってしまう可能性が高まります。

繰り返される低血糖によってストレスホルモンが分泌され、それによって太りやすくなり、ストレスに弱くなり、病気になりやすくなると、まったくいいことはありません。

たとえ食べ過ぎても、後悔や怒りなどのさまざまな感情を〝大目に見る〟くらいの気持ちで、ゆったりと構えていきましょう。

それが、あなたの血糖値を整えることにつながります。

長続きの具体的なコツは習慣にすること

ここからは、具体的に長続きをさせるためのコツをお伝えしていきましょう。

まずは「習慣化」です。


私たちは毎日のように歯を磨きますが、面倒くさくて止めてしまった、という話はあまり聞きませんね。

健康的な生活習慣も同じです。

人は同じことを長く続けていると、だんだんラクに無理なく繰り返せるようになってくるものです。


では、どれくらい続ければいいのかということですが、ロンドン大学の研究によれば、難易度によって差はあるものの、簡単なものであれば約18日ほどで習慣になる、とされています。

おやつを食べるというのは簡単な行動ですから、約2～3週間も続ければ、あとは自然と習慣になる、と考えていいと思います。

●最初のハードルは低くしよう

「始めが肝心」とはよく聞く言葉ですが、おやつの習慣でも同じです。

よくあるのが、最初に張り切り過ぎてしまうこと。モチベーションは徐々に下がっていくものですから、無理なく低いハードルから始めたほうが、結果的に長続きします。

たとえば凝ったレシピの手間のかかるおやつなどから始めるのは、最初はよくても、やがて苦痛になってしまう可能性が高いでしょう。

逆に、どんなにやる気がなくても、いつでもできそうな、ラクなレシピから始めるのは賢い方法です。

あるいは、どうしてもやる気が出ないときの代替メニュー案なども確保しておくと、さらに継続しやすいと思います。

なお、少しずつでも継続していくと、だんだん自信がついてきます。その自信は行動の後押しとなり、さらに意欲が湧いてくる、という好循環が起こります。というのも、脳は出来事の大小に関わらず、「できたかどうか」の影響を受けやすいためです。

ちょっとおやつをつまむだけでも、

「私は今、健康によいことを実行できている」

と脳は判断し、自分自身によいイメージを持つようになります。

それを繰り返していれば、

「私は健康的な生活習慣を取り入れることに成功した人間だ」

というイメージが強化されますから、より続けやすくなりますし、よりハードルが高いことにチャレンジする意欲も湧いてくるでしょう。

逆に、もし最初から無理をしてしまうと、

「自分は生活習慣の改善に失敗した……」

と感じてしまいますから、悪循環になってしまうので要注意です。

●成果を見て、大いに喜ぼう

最初の習慣化のハードルを越えたら、その状態を維持し、さらに意欲を引きだす段階になってきます。

そのときに効果的なのは、

「成果を実際に見て大いに喜ぶ」

ことです。


これは脳の働きから考えれば自然なことで、うれしいことがあれば脳は快楽ホルモンを分泌しますから、勝手にもっとやりたくなってきます。

無理に努力などせずとも、楽しくなれば脳が勝手に頑張るのですから、それに任せてしまえばよいのです。

成果を見る方法はいろいろあります。

たとえば、体重や血糖値を毎日測ってメモをするのもいいですし、それが面倒なら、手帳やスマホのメモアプリに、食べ過ぎた日に「×」を、食べ過ぎなかった日に「○」をつけて、×より○が多いのを見るだけでもいいと思います。

成果の〝見える化〟はご自分にあった方法でやってみてください。

なお、注意したいのは、成果を測るときに、ほかの人と比較しないこと。

SNSなどを見て「あの人と比べたらまだまだ」などと焦ったり、「あの人はもうこんなに痩せている」と羨んだりしないこと。ほかの人と比較をすることは、自分を批判することであり、ストレスの元でもあります。

あくまで自分自身のビフォー・アフターを基準にして、成果を大いに喜びましょう。

第6章

じつは超危険な「高血糖」と「低血糖」

血糖値の乱高下は
強い食欲を生むだけでなく、
じつはもっと怖い症状につながることもあります。
最後の章で〝血糖値の真実〟を紹介します。

いま問題になっている〝隠れ低血糖〟とは

ここまで、血糖値の乱高下のことをお伝えしてきました。

血糖値が急上昇したり急降下すると我慢できないほどの強い食欲を生み、太るとわかっていてもつい食べ過ぎてしまう……という話でしたが、血糖値の乱高下には別の重大な問題も隠れています。

それは、乱高下を繰り返していると慢性的な高血糖と低血糖の問題を引き起こすということ。

この章では高血糖と低血糖、それぞれの問題点や危険性をより詳しく説明したいと思います。

まずは、意外と知られていない低血糖のことから説明します。

現代人は低血糖の人が増えている

現代は、じつは〝隠れ低血糖〟になっている人が、想像以上に多いのではないかと私は考えています。

たとえば、現代の人が多く食べている糖質の多い食事。何度もお伝えしている通り、急に上がった血糖値は急に下がるため、食後に低血糖になりがちです。

さらに、乱高下を繰り返していると、下がった血糖値を元に戻すしくみが疲弊する可能性があります。

下がった血糖値をなかなか元に戻せず、低血糖になってしまうのです。

糖質を摂り過ぎているのに、低血糖になってしまうというのは、なんとも皮肉な話です。

安易なダイエットや食事制限も、低血糖の原因です。

無理に食事を我慢するのも低血糖を招きますが、「〇〇しか食べない」というダイエットなども控えたほうがよいでしょう。糖質量のバランスを考えていないことが多いため、血糖値の低下や乱高下につながりがちです。

また近年は「プチ断食」や「ファスティング」という言葉もよく聞くようになりました。

十数時間から長いと数日間、食事をしないことで身体にいい効果を得ようとする健康法の一種です。

たしかに一時的に体重が減るなどのメリットはあるのですが、自分自身の血糖値コントロール能力を知らずに安易に行うと、慢性的な低血糖になってしまうリスクがあることは、あまり知られていません。

たとえば糖質の多い食事をしている人が急にそういった断食を行うと、もともと血糖値を上げるしくみが疲弊しているところに、糖質が入ってこなくなります。無理して血糖値を上げる必要が出てきますから、さらに臓器に負担がかかることになります。

その結果、血糖値を上げるホルモンの分泌が滞り、慢性的な低血糖になりがちなのです。

ストレス社会も低血糖の原因に

意外に思われるかもしれませんが、ストレスが多い現代社会も低血糖に加担しています。

というのも、血糖値を上げる指示を出す「コルチゾール」というホルモンは、ストレスに対抗するホルモンでもあるからです。

ストレスが多い生活を送っていると、このホルモンが常に分泌されている状態になります。やがて疲弊して分泌が滞るようになり、血糖値を上げる能力が弱ってきます。加えて、ストレスに弱い体質にもなってしまいます。

また、このコルチゾールは、炎症を抑える働きも持っていますので、分泌が減ると細胞の炎症が起こりやすくなりますし、炎症性の物質は血流にのって全身に回ってしまいます。

細胞の炎症は臓器の炎症ですから、さまざまな病気の遠因にもなるのです。

低血糖はセルフチェックできる

ここまで見てくると、慢性的な低血糖は、

- 太りやすくなり
- ストレスに弱くなり
- 病気になりやすくなる

という、要注意な状態であることがおわかりになったのではないでしょうか。

ここで、

「自分の血糖値を上げる能力は大丈夫か?」

「慢性的なコルチゾール不足になっていないか?」

が気になった方のために、セルフチェックする方法があります。

次の項目に当てはまるかどうか、確認してみてください。

・朝起きるのがつらい、疲れもとれない
・甘いものやコーヒーがないと動けなくなる
・塩分がむしょうに欲しくなる
・昔に比べて疲れやすく、元気がなくなった
・ちょっとしたことでイライラしがち
・昔よりストレスに弱くなり、落ち込みやすい
・うつ気味で、人生に意味を感じなくなった
・怪我や風邪が治りにくくなった
・集中力がなくなり、物忘れも増えてきた
・食事を抜くと、なにごともおっくうになる
・性欲が低下した

これらの自覚症状にいくつも当てはまるようなら、あなたはコルチゾールの分泌が低下している可能性があります。慢性的な低血糖を避けるためにも、意識して血糖値の波がゆるやかになるよう、整えていきましょう。

そのための力強い味方が、「おやつ」なのです。

●低血糖を防ぐ栄養素もある

血糖値を上げる働きをサポートすることも大切です。

慢性的に炎症が起きていると、コルチゾールが分泌され続けて血糖値を上げる力が弱まります。

そこで細胞の炎症を防ぐために、細胞膜の材料となる脂質は重要です。

オメガ3系の脂肪酸を多く含む魚類や亜麻仁油、荏胡麻油などがおすすめです。

一方で、炎症を起こしやすくなるトランス脂肪酸は、できるだけ避けたいところ。植物油脂やショートニング、ファットスプレッドなどと書かれていたら、それはトランス脂肪酸です。

またビタミンD3にも、炎症を抑える働きがあります。

魚介類やきのこ類に比較的含まれますが、食事だけで摂ろうとすると量が不足しがち。品質管理のレベルが高い海外メーカーのサプリメントを利用するのもよいでしょう。

コルチゾールの分泌を調整するうえでは、ビタミンCも有効です。柑橘類やピーマン、ブロッコリーなどに含まれますので、日々の生活に取り入れるのもおすすめです。

ストレスの少ない生活を送ることも、コルチゾールの温存になり、血糖値を上げる能力へのサポートにつながります。

多忙な現代社会や複雑な人間関係の中ではなかなか難しいことですが、できるだけストレスを避けることも、ぜひ心がけてみてください。

こうした生活習慣を続けることで、少しずつホルモンを分泌する臓器への負担が減り、やがて血糖値を上げる能力も回復してくるはずです。

高血糖は運動でも改善可能

続いて高血糖の問題点です。

血液中の糖が余ることで、中性脂肪が増えて太りやすくなりますし、血液中に糖が余ることで血管にダメージを与えます。

これが続くと糖尿病で、目や腎臓、心臓などの関連する病気にもなりやすくなってしまいます。


また、糖尿病は認知症とも深い関係があります。

55歳以上の糖尿病患者約６０００人を対象に行われた海外の研究では、糖尿病の人はそうでない人に比べて、約2倍多く認知症を発症しています。

糖尿病が進行し、注射などでインスリンを補う治療を受けている患者は、実に約４・３倍も多く認知症になることがわかっています。

認知症の中でもっとも多いアルツハイマー型認知症はアミロイドβと呼ばれる〝脳のゴミ〟が蓄積することが原因のひとつと考えられていますが、糖尿病の患者はそのゴミを分解する能力が落ちている可能性があるのです。

さらに、糖尿病は日本人の死因1位であるがんのリスクを高めるという指摘も。高血糖は、やはり要注意なのです。

血糖値だけではわからない場合も

ここで、
「私は健康診断で血糖値が引っかかっていないから、まだ大丈夫」
と思った人もいるかもしれません。

でも、糖尿病は、健診の血糖値だけではわからないことも多いです。なぜなら、食後の数値を測っていないから。

健康診断では、前の日の晩や当日の朝から何も食べないように指示されます。そのため、食後に血糖値が乱高下していても、測るときには時間が経っているのでわからない、ということがあり得るのです。

そこで大切なのが、「ＨｂＡ１ｃ（ヘモグロビンエーワンシー）」の数値です。これは過去１～２か月の血糖の平均値を示していますので、空腹時の血糖値だけでは見逃してしまう場合にも、見逃さずにチェックすることができます。

健康診断によってはＨｂＡ１ｃの数値を測らないケースもありますので、その場合はかかりつけの医師に相談して測ってもらいましょう。

基準はいくつかありますが、いわゆるメタボ健診では５・６％未満が正常値となっており、日本糖尿病学会では、４・６～６・２％が正常値とされています。これらの基準よりも高い場合は、糖尿病の可能性があります。

なお、ＨｂＡ１ｃで悪化の兆候が出ているのに、

「まだ予備軍だから大丈夫」

などと過信していると、どんどん血糖値のコントロール能力が失われていくことになります。

これは「予備軍」という言葉のイメージが、そうさせてしまう面もあるでしょう。まだ猶予がある、という誤った印象を与えてしまうのだと思います。

でも実際は、高血糖による身体へのダメージは、すでに蓄積しつつありますから、たとえ予備軍でも油断は禁物です。

日本には予備軍を含めて、約２０００万人もの糖尿病患者がいると言われています。けっして他人事ではありませんし、早めに治療すればするほど改善する可能性も高くなりますので、ぜひチェックしてみてください。

おすすめの運動は早歩き

高血糖の対策としては糖質を摂り過ぎないなどの食事面はもちろんですが、運動も効果的です。

というのも運動によって、糖を取り込む力が強くなるためです。
具体的には、筋肉中のＧＬＵＴ４というたんぱく質が活性化されることで、糖を細胞内に取り込む働きが活性化します。

有酸素運動でも筋肉トレーニングでも活性化できますので、無理なく続けやすい方法を探してみてはいかがでしょうか。

たとえば「早歩き」は私がもっともおすすめする運動のひとつです。
ウォーキングは座っているときと比べてエネルギー消費量が３００％も増えるとされているので、かなり効果的です。
しかも、ジムに行ってトレーニングするのとは違い、程度の差はありますが、誰もが毎日歩きますから続けやすいと思います。

早歩きをするタイミングですが、血糖値の上昇を防ぐという意味では、血糖値がもっとも上がりやすい食後30分から2時間以内が一番効果的です。血液中の糖を消費できますので、血糖値上昇を抑える効果が期待できます。

血糖値に効果がある運動がもっとハードなものであったり、プールで泳ぐなど準備が必要な運動であれば食後の習慣にするのは難しいですが、早歩きなら食後でも難しくないのではないでしょうか。

早歩きの時間も最初は1分で十分です。1分でも普段運動していない人にはけっこう大変なので、3秒、10秒と徐々に時間を延ばしていくのがコツです。

無理なく1分早歩きができるようになったら、「1分歩いて1分早歩き」を交互に繰り返すのがおすすめ。

日々の買い物は昼食後に行くなど習慣にして、無理なく継続できる範囲でぜひためしてみてください。

血糖値コントロールと不老長寿

血糖値のコントロールが大事な理由はもうひとつあります。
それは「不老長寿」の効果です。

長生きする人の共通点は何かと聞かれて、あなたはどう答えるでしょう。
その答えを探るべく、世界中でさまざまな研究が行われていますが、近年、興味深いことがわかりました。

アメリカのボルチモア在住の65歳以上の男性700人を対象に、25年間行った研究で、100歳を超える人が多い地域では糖尿病が少ないこと、そして、糖を取り込むインスリンの血中濃度が低いことがわかったのです。

つまり血糖値のコントロール能力が高いことと寿命には、直接の関連があることが明らかになったということ。

なぜそのような関係があるのか、ということですが、平たく言えば、「糖を取り込むインスリンは、代謝の過程で不老長寿のセンサーの役割を果たす」からです。

具体的には、インスリンの分泌を抑えることで細胞内の「mＴＯＲ（エムトア）」という酵素の活性も抑えられます。それにより「サーチュイン」という酵素が活性化するため、細胞の老化を抑え、臓器や皮膚など全身を若々しく保つ効果が得られるのです。

また、mＴＯＲは「オートファジー」という身体のリサイクルのしくみも活性化します。これによって細胞内の老廃物などが分解されることで、細胞の新陳代謝が活性化。元気になり、病気が抑えられ、免疫力が向上するなどの好影響が得られます。

このように、血糖値のコントロールがうまいことは、心身の健康と不老長寿にもつながる、幅広いメリットがあるのです。

うまく「おやつ」を生活に取り入れて、血糖値の波をゆるやかにコントロールしていってください。

あとがき

最後までお読みいただき、ありがとうございました。
「おやつ」を楽しみながら、血糖値を乱高下させないことで食べ過ぎを防ぎ、健康的に痩せる方法をお伝えしてきましたが、いかがでしたでしょうか。

この本では特に「楽しむ」ことを、大切なメッセージとして意識しました。
というのも、この本を手に取っていただいたあなたに、本当に健康になってほしいからです。

糖尿病は予備軍を入れると、国内で約２０００万人もの方が悩んでいますし、ダイエット本は今も昔も、ベストセラーが多く出ているテーマです。それだけに、よい情報も世の中にはたくさん溢れているのですが、残念ながらあまり結果が出ているとは言えません。

血糖値に関する情報は世の中に多く出回っていますが、残念ながら糖尿病患者さんの数は横ばいで、減っているとは言えません。

また、ダイエット本も次から次に新しい本が出てきますが、それは多くの人がダイエットに失敗したり、リバウンドを繰り返しているということの裏返しです。

なぜこうなってしまうかと言えば、「正しい」だけで、「楽しむ」という視点が欠けているから、というのが私の考えです。

いくら正しく効果的な血糖値のコントロール方法でも、辛いことは続きませんし、続かないと効果は得られません。

ダイエットも同様で、我慢のストレスを感じてしまうようなら、いずれ反動がきて食べ過ぎてしまうのは当然のことでしょう。

そこでこの本は、「正しい」ことに甘んじることなく、「楽しみながら」無理なく続けられる、再現性の高い方法にこだわって書いた次第です。

最後に、この本の執筆にあたって助力をいただいた、私のクリニックのスタッフたち、そして情報を共有していただいた患者さんたちに感謝いたします。

特にレシピの考案にあたっては、日々患者さんに栄養食事指導をしてくれている管理栄養士の知見が、大いに参考になりました。

この本を読んだあなたの生活習慣が、より健康的なものになること。

その好影響がご本人だけでなく、ご家族へも広がっていくこと。

そして幸せな家族の絆が強まっていく一助となれば、うれしく思います。

玉谷実智夫

Staff

カバー・本文デザイン	平田毅
調理・スタイリング・栄養価計算	寺島モエカ
料理撮影	廣瀬靖士
写真提供	ピクスタ株式会社
DTP	東京カラーフォト・プロセス株式会社
校正	株式会社鷗来堂
編集協力	おかのきんや（企画のたまご屋さん）
	樺木宏（株式会社プレスコンサルティング）
編集担当	今井佑

"血糖値"の名医が伝授

我慢せずに食べて痩せる

著　者　玉谷実智夫
編集人　岡本朋之
発行人　倉次辰男
発行所　株式会社主婦と生活社
〒104-8357　東京都中央区京橋3-5-7
TEL 03-3563-5130（編集部）
TEL 03-3563-5121（販売部）
TEL 03-3563-5125（生産部）
https://www.shufu.co.jp/
製版所　東京カラーフォト・プロセス株式会社
印刷所　大日本印刷株式会社
製本所　株式会社若林製本工場

ISBN 978-4-391-16235-6

落丁・乱丁の場合はお取り替えいたします。
お買い求めの書店か、小社生産部までお申し出ください。